全国中等医药卫生职业教育"十二五"规划教材

医学文献检索

（供医学各相关专业用）

主　编　邓向伟（哈尔滨市卫生学校）
副主编　王　琦（山东省青岛卫生学校）
　　　　刘　浩（郑州市卫生学校）
　　　　刘庆军（安阳职业技术学院）
编　委　（以姓氏笔画为序）
　　　　王　琦（山东省青岛卫生学校）
　　　　邓向伟（哈尔滨市卫生学校）
　　　　伞　宁（哈尔滨市卫生学校）
　　　　刘　浩（郑州市卫生学校）
　　　　刘庆军（安阳职业技术学院）
　　　　梁明春（南阳医学高等专科学校）
　　　　陈翠芹（濮阳市卫生学校）

中国中医药出版社
·北　京·

图书在版编目（CIP）数据

医学文献检索/邓向伟主编. —北京：中国中医药出版社，2013.8
全国中等医药卫生职业教育"十二五"规划教材
ISBN 978 - 7 - 5132 - 1469 - 8

Ⅰ.①医…　Ⅱ.①邓…　Ⅲ.①医学－情报检索－中等专业学校－教材　Ⅳ.①G252.7

中国版本图书馆 CIP 数据核字（2013）第 114661 号

中 国 中 医 药 出 版 社 出 版
北京市朝阳区北三环东路 28 号易亨大厦 16 层
邮政编码　100013
传真　010 64405750
三河市同力印刷装订有限公司印刷
各地新华书店经销

*

开本 787×1092　1/16　印张 9　字数 197 千字
2013 年 8 月第 1 版　2013 年 8 月第 1 次印刷
书　号　ISBN 978 - 7 - 5132 - 1469 - 8

*

定价(含光盘)　30.00 元
网址　www. cptcm. com

全国中等医药卫生职业教育"十二五"规划教材
专家指导委员会

前　言

　　"全国中等医药卫生职业教育'十二五'规划教材"由中国职业技术教育学会教材工作委员会中等医药卫生职业教育教材建设研究会组织，全国120余所高等和中等医药卫生院校及相关医院、医药企业联合编写，中国中医药出版社出版。主要供全国中等医药卫生职业学校护理、助产、药剂、医学检验技术、口腔修复工艺专业使用。

　　《国家中长期教育改革和发展规划纲要（2010－2020年）》中明确提出，要大力发展职业教育，并将职业教育纳入经济社会发展和产业发展规划，使之成为推动经济发展、促进就业、改善民生、解决"三农"问题的重要途径。中等职业教育旨在满足社会对高素质劳动者和技能型人才的需求，其教材是教学的依据，在人才培养上具有举足轻重的作用。为了更好地适应我国医药卫生体制改革，适应中等医药卫生职业教育的教学发展和需求，体现国家对中等职业教育的最新教学要求，突出中等医药卫生职业教育的特色，中国职业技术教育学会教材工作委员会中等医药卫生职业教育教材建设研究会精心组织并完成了系列教材的建设工作。

　　本系列教材采用了"政府指导、学会主办、院校联办、出版社协办"的建设机制。2011年，在教育部宏观指导下，成立了中国职业技术教育学会教材工作委员会中等医药卫生职业教育教材建设研究会，将办公室设在中国中医药出版社，于同年即开展了系列规划教材的规划、组织工作。通过广泛调研、全国范围内主编遴选，历时近2年的时间，经过主编会议、全体编委会议、定稿会议，在700多位编者的共同努力下，完成了5个专业61本规划教材的编写工作。

　　本系列教材具有以下特点：

　　1. 以学生为中心，强调以就业为导向、以能力为本位、以岗位需求为标准的原则，按照技能型、服务型高素质劳动者的培养目标进行编写，体现"工学结合"的人才培养模式。

　　2. 教材内容充分体现中等医药卫生职业教育的特色，以教育部新的教学指导意见为纲领，注重针对性、适用性以及实用性，贴近学生、贴近岗位、贴近社会，符合中职教学实际。

　　3. 强化质量意识、精品意识，从教材内容结构、知识点、规范化、标准化、编写技巧、语言文字等方面加以改革，具备"精品教材"特质。

　　4. 教材内容与教学大纲一致，教材内容涵盖资格考试全部内容及所有考试要求的知识点，注重满足学生获得"双证书"及相关工作岗位需求，以利于学生就业，突出中等医药卫生职业教育的要求。

　　5. 创新教材呈现形式，图文并茂，版式设计新颖、活泼，符合中职学生认知规律及特点，以利于增强学习兴趣。

　　6. 配有相应的教学大纲，指导教与学，相关内容可在中国中医药出版社网站

（www. cptcm. com）上进行下载。本系列教材在编写过程中得到了教育部、中国职业技术教育学会教材工作委员会有关领导以及各院校的大力支持和高度关注，我们衷心希望本系列规划教材能在相关课程的教学中发挥积极的作用，通过教学实践的检验不断改进和完善。敬请各教学单位、教学人员以及广大学生多提宝贵意见，以便再版时予以修正，使教材质量不断提升。

中等医药卫生职业教育教材建设研究会

中国中医药出版社

2013 年 7 月

编写说明

医学文献检索课是培养医学生的信息意识，使其掌握用手工方式和计算机方式从文献中获取知识和情报的一门科学方法课，是提高医学生自学能力和独立研究问题能力的工具课。针对中职医学生信息能力不高的情况，开设医学文献检索课旨在使学生了解本专业及相关专业文献的基本知识，教会学生如何利用文献、如何撰写医学论文，以培养中职医学生的自学能力和科研能力。

本教材的特点：一是适应我国中等医药卫生职业教育发展的需要，坚持以学生为中心，强调以就业为导向、以能力为本位、以岗位需求为标准的原则，按照技能型、服务型高素质劳动者的培养目标进行编写，体现了"工学结合"的人才培养模式。二是充分体现生态体验式教学模式，充分体现中等医药卫生职业教育的特色，注重针对性、适用性及实用性，贴近学生，贴近岗位，贴近社会，力争最大限度地符合中职教学实际，即在教学中充分体现"双核"——核心知识的讲授和核心技能的掌握。三是每章前列出知识要点，每章后附复习题，即从教材的内容结构、知识点和语言文字等方面加以改革，从整体上提高本教材的质量。本教材适用于中等职业卫生学校各专业使用，亦可供医药卫生工作者参考使用。

本教材由哈尔滨市卫生学校、山东省青岛卫生学校、郑州市卫生学校、濮阳市卫生学校、南阳医学高等专科学校和安阳职业技术学院的教师共同编写。参编人员均为从事医学文献检索课程的一线教师，具有扎实的专业知识和丰富的教学经验。主编邓向伟负责编写大纲的制定、编写框架的设计和最后统稿。副主编刘浩负责第一章至第四章初审，副主编王琦负责第五章至第七章初审。具体编写分工：第一章、第七章由邓向伟、伞宁编写，第二章由刘庆军编写，第三章由梁明春编写，第四章由刘浩编写，第五章由陈翠芹编写，第六章由王琦编写。尽管编写人员付出了大量辛苦的劳动，但不足之处在所难免，诚恳地希望读者提出宝贵意见，以便再版时修订提高。

《医学文献检索》编委会
2013 年 6 月

目　录

第一章 绪 论

📖 **知识要点**

1. 了解信息及其相关概念。
2. 了解医学文献检索课的课程性质、教学目标、任务与内容。
3. 了解医学文献检索课的作用。
4. 熟悉医学文献检索的研究对象、范围和内容。

第一节 信息及其相关概念

在当代这个知识经济社会，信息已成为社会各领域最活跃、最具决定意义的因素。信息化社会对人的挑战主要表现为对人的综合能力的挑战，信息素养是信息社会中人的综合能力的主要组成部分。因此，现代的技能型人才在面对信息社会的变化时，应具有较高的信息素养，能够灵活运用现代信息技术手段，学会快速获取信息、分析评价信息、整合和有效利用信息的方法，这对其独立工作、促进终身学习能力培养都至关重要。

一、信息

（一）信息的概念

信息（information）原意是陈述、解释、理解等，是现实世界事物的反映，是在自然界、人类社会及思维活动中普遍存在的。不同的学者从不同的角度对信息做出过各种定义，我国的国家标准《情报与文献工作词汇基本术语》中将信息定义为"信息是物质存在的一种方式、形态或运动状态，是事物的一种普遍性。"即不同的事物具有不同的存在状态和运动方式，会表现出不同的信息。例如，患者的主诉给医生传递的是疾病信息；造血干细胞移植治疗白血病的研究给人们传递的是医学科技信息。医学信息是指通过观察、实验或借助其他工具对人体生理或病理状态特征的认识及其反映。例如，人的生命体征监测值、实验室检测的数据指标等都是医学信息。

（二）信息的特征

信息主要有6个特征：即客观性、依附性（信息必须依附于一定的载体才能流通和传递）、可识别性、可存储性、时效性和共享性。

二、信息与知识、情报、文献的异同

（一）知识

知识（knowledge）是人类在认识和改造客观世界实践中获得的对事物本质的认识和经验的总和，是人们通过实践对客观事物存在和运动规律的认识，是人的大脑通过思维重新组合的系统化的信息集合。信息是被人类所感知并被提炼加工的知识。总之，知识是信息的一部分。医学知识是人类同疾病作斗争的经验总结，是人们通过实践对医学信息的获取、提炼和系统化、理论化的结果，是关于人体生命、健康、疾病的现象和本质及规律的认识。

（二）情报

情报（information）最初产生于军事领域，一般将探察敌情的报告称情报，是人们以各种方式传递、交流的具有一定目的与时效的信息，是人们为一定目的搜集的有使用价值的知识或信息。情报能启迪人的思维，提高人的认知，有助于人在竞争中做出决策，取得胜利。情报交流的基本方式有文献、口头或视听等，其中查文献是情报交流的主要方式。

（三）文献

凡人类的知识或信息，以多种形式记载到不同固态物质载体上面形成的一切记录，统称为文献。从中我们可以看出，文献与信息、知识、情报之间密不可分，信息、知识、情报必须固定在一定的物质载体上，形成文献才能传递，才能被人们所利用。医学文献就是对医学研究成果的有效记录，也是对医学知识的公开展示。

（四）信息与知识、情报、文献的关系

信息、知识、情报和文献四者之间关系密切。信息、知识、情报的涵义关系是信息＞知识＞情报，而文献是记录知识的载体，是信息、知识、情报存储的重要方式（图1-1）。

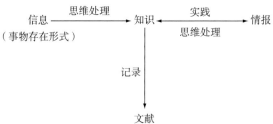

图1-1　信息、知识、情报和文献四者之间的关系

三、文献检索与信息素养

文献检索简单地说，就是从一群具有共性的文献中检索出具有特定个性文献资料线索的过程。

（一）信息素养的概念

信息素养（information literacy）的概念最早是由美国信息产业协会主席保罗·泽考斯基于 1974 年提出的。信息素养又称信息素质、信息能力，指具有检索、分析、评价和利用各种信息源以解决信息需求及制定明智决策的能力，是对个人信息行为能力、独立学习能力以及批判性思维能力的概括性描述。

（二）信息素养的内容

信息素养是传统文化素养的延伸和拓展，主要包括信息意识、信息能力和信息道德等方面。信息意识是信息素养的前提，是指人们对信息所具有的注意力和敏感性，能迅速有效地发现和掌握有价值的信息。信息能力是信息素养的重点和核心，主要指能够有效地利用各种工具以及信息资源获取信息、加工处理信息及创造新信息的能力。信息道德是指人们在获取、利用信息的过程中必须遵守不得危害社会或侵犯他人合法权益的伦理道德规范，主要包括遵守法规、保护知识产权、尊重个人隐私、抵制不良信息、维护信息安全等。

（三）医学生应具备的基本信息素养

医学生应具备的基本信息素养是：

1. 从不同的数据库和数据源中检索、收集、组织和分析有关卫生和生物医学信息。

2. 从临床医学数据库中检索特定患者的信息；运用信息和通讯技术帮助诊断、治疗和预防，以及对健康状况进行调查和监控。

3. 懂得信息技术的运用及其局限性，熟练掌握医院信息系统、电子病历、图像存储与通信系统，了解医学网站、学习工具、学习方式等。

总之，文献检索与利用是信息素养的重要组成部分。通过学习，学生需掌握获取知识信息的方法，自觉培养信息意识，增强独立学习和研究的能力，进而提高自身的综合素质。

第二节 文献检索课的发展

文献检索课作为一门课程，在我国 20 世纪 80 年代才有少数学校开设，学生走出校门时缺乏自学和创新的能力。因此，1984 年 4 月教育部印发了《关于在高等学校开设文献检索与利用课教学的几点意见》的通知，并要求"有条件的学校可作为必修课，不具备条件的学校可作为选修课或开设专题讲座，然后逐步发展、完善"。近年来，随着我国与世界各国在经济、文化、科学等多方面的交流日渐增多，人们对信息的需求也日益广泛和迫切。职业学校为了让学生更好地适应社会环境，相继开设了医学文献检索课。这门课程的开设不仅是我国职业学校课程设置的一个创新，也是科技和创新型社会发展的必然趋势，是职业技能型人才培养的需要。

第三节 医学文献检索课概述

一、医学文献检索课的教学目标与课程性质

（一）医学文献检索课的教学目标

教学目标是使学生了解医学文献、文献检索的基本知识，熟悉并掌握各种医学及相关学科专业文献检索工具、数据库的特点和检索方法，培养医学生的信息素养，以及自学和创新能力。

（二）医学文献检索课的性质

医学文献检索课是培养医学生的信息意识，使其能够从文献中获取知识和情报的一门科学方法课，是提高医学生自学能力和独立研究问题能力的工具课。

二、医学文献检索课的教学任务与教学内容

（一）医学文献检索课的教学任务

本课程的任务是使中等卫生职业学校的学生了解本专业及相关专业文献的基本知识，培养学生利用文献的能力，提高其自学能力和初步的科研能力。

（二）医学文献检索课的教学内容

根据中等医药卫生职业教育的特点，医学文献检索课的教学内容包括：第一章绪论，第二章医学文献和医学文献检索概论，第三章医学文献主题分析，第四章中文医学数据库检索，第五章外文医学数据库检索，第六章计算机医学信息检索，第七章医学文献利用与写作。

三、医学文献检索课在学校和社会中的作用

医学文献检索课在学校和社会中的作用主要有以下几个方面：

1. 教会医学生如何获取知识，促进其树立终身学习、终身受教育的理念

当今时代是知识、经济快速增长的时代，是提倡创新精神的时代，这就要求医学生们要会学习，会汲取知识的养分。由于他们不可能终身在学校里接受教育、接受教师的帮助，因此，就需要掌握获取知识的方法。古人说得好："授人以鱼，不如授人以渔。"

医学文献检索课就是为了解决医学生学会学习的问题，促使其树立终身学习、终身受教育的理念。

2. 提高医学生独立工作的能力，促进创新型职业技能人才的培养

在当代这个知识经济社会，信息已成为各领域最活跃、最具决定意义的因素。信息化社会对人的挑战不仅表现为人才数量和结构上的竞争，更表现为人才创造力和创新力的竞争。

3. 提高效益，促进社会信息资源的开发与共享

医学文献检索课的开设使我国中等医药卫生职业教育的教学体系得到进一步完善，填补了中等医药卫生职业教育教学的一项空白。

第四节 医学文献检索的对象、范围、内容和意义

一、医学文献检索的对象

文献检索即查找文献资料，是以文献作为检索对象。广义上包括"存储"和"查找"两者的过程和技术，狭义上就是指"检索"。检索通俗地讲就是查找和选取文献的过程；若从用户的角度来理解，仅指从已经存贮的具体检索功能的文献信息集合中查询出所需文献的过程。也就是说，文献检索的基本原理就是对文献进行条理化的存贮，快速选取出有关文献或文献中包含的信息内容的过程。因此，医学文献检索的研究对象包含医学情报信息的文献和围绕它在文献检索工具如何处理和获取的这一基本问题。

二、医学文献检索的范围和内容

医学文献检索的范围主要包括三个方面：

一是检索语言，它是文献检索中用来描述文献特征和表达情报提问的一种专门的人工语言，是根据文献信息检索的需要而创制的。检索语言包括索引语言和查询语言。检索语言的基本成分是检索词。如描述文献内部特征的检索语言有一种称为主题检索语言（主题检索语言以反映文献内容的主题词或关键词作为文献存储和检索的标识），例如，关键词癌可以是 carcinoma，tumor，cancer，但是主题词（数据库标引用词）只能是 neoplasm。

二是检索系统。检索系统是根据一定的目标，将有关文献或数据按照一定的检索语言标引，在一定的载体上按一定的结构次序组织起来，并借助于一定的器械工具而提供一定的检索方式的系统，例如图书馆中的手工检索工具（名录、年鉴、药典等等）。

三是检索策略。检索策略是根据检索课题的具体要求而制定的一套具体、合理的检索方案。

医学文献检索的内容简单地说是指在文献检索范围内，除一般已知知识外还有待解决的问题。

三、医学文献检索的意义

医学文献检索的意义主要有以下三点：

1. 继承和借鉴前人成果，避免重复研究

如果我们在课题研究之前能够先检索有关文献，了解当前其发展，就一定能避免重复劳动，开拓思路，在一个新的起点上作出全新的努力。

2. 节省科研工作时间，提高科研效率

当今社会医学很发达，医学文献的数量庞大、增长迅速，且医学文献具有分散、交叉重复的特点，这些都加重了搜索信息的负担。如果懂得一些文献检索的方法和技巧，就可以较容易检索到针对性较强的医学文献，达到提高科研效率的目的。

3. 是每一位医学工作者终身学习、终身受教育、知识更新的必备工具

文献检索课的目的是使医学生掌握获取知识信息的方法，培养其信息意识，增强其独立学习和研究的能力，进而提高自身的综合素质。可以说，医学文献检索是每一位医学工作者终身学习、终身受教育、知识更新的必备工具。

复 习 题

一、名词解释

1. 文献检索

2. 信息

3. 信息素养

二、问答题

简述医学文献检索的对象、范围和内容。

第二章 医学文献和医学文献检索概论

 知识要点

1. 了解文献的概念及类型。
2. 了解文献检索的概念及类型。
3. 熟悉文献检索语言、检索工具和检索方法。
4. 了解医学文献检索效果的评价指标。

第一节 医学文献

一、文献的概念

文献是记录知识的一切载体。具体地说，文献是用文字、图形、符号、声频、视频等技术手段将信息、知识记录或描述在一定的物质载体上，并用以存储和传播信息、情报和知识的一切载体。

文献由三个要素构成：内容、记录和载体。即需要记录下来的信息和知识；存储和传播知识的记录方式，如文字、图形、符号、声频、视频等技术手段；记录知识的物质载体，如纸张、感光材料、磁性材料等。三者相互关联，缺一不可。一本白纸再厚也不能称作文献；口述的知识再多，不记录下来同样不能称为文献。只有三者同时存在才能称为文献。

记录的内容属于医药卫生范畴的称作医学文献。医学文献是人类对疾病的认识和规律的总结，它记录了无数医学工作者的发现、理论、启示以及工作方法，同时也记录了他们的成功经验和失败教训，是医学研究不可缺少的情报来源。

二、文献的类型

文献根据载体形式、出版形式以及加工深度等，可以分为多种类型。

（一）按载体形式划分

可分为书写型文献、印刷型文献、缩微型文献、视听型文献和数字化文献。

1. 书写型文献

书写型文献是指以手工书写或抄写方式将信息或知识记录在载体上的文献，如甲骨文、金文、帛书、竹书，以及书写在纸张上的古代文献、书法作品、手稿、书信、原始记录等。这类文献通常具有保存价值。

2. 印刷型文献

印刷型文献是以纸质材料为载体、以印刷为记录手段的文献形式。印刷型文献是目前整个文献中的主体，同时也是图书馆收藏的主要文献类型。它的优点是便于阅读，可广泛流传。缺点是信息存储密度低，体积大，占据空间大，不便于保存。

3. 缩微型文献

缩微型文献是以感光材料为载体、以照相为记录手段的文献形式，包括缩微胶卷、缩微卡片等。它的优点是体积小，便于收藏和保存。缺点是必须借助阅读设备才能使用。

4. 视听型文献

视听型文献又称声像资料、视听资料，是以磁性和感光材料为载体记录声音、图像等信息的文献形式。它的优点是存取快捷，可闻其声，见其形，易理解，一般包括录音、录像、幻灯片、电影等。

5. 数字化文献

数字化文献是指把信息和知识记录在计算机存储介质上或直接通过通信网络传送到用户终端供人利用的文献。它以光盘、磁盘、数据流带或网络化存储设备为载体，将一般语言转化为机读语言存储在计算机上，需要时再通过计算机阅读或利用。它包括电子图书、电子期刊、数据库等。

（二）按出版形式划分

可分为图书、期刊和特种文献。

1. 图书

图书是现代出版物中最普通、最常见的一种文献类型。图书提供比较成熟、系统的知识，是系统学习和掌握各门科学知识最重要的资料。图书一般分为专著、文集、教科书、丛书、会议论文集和词典、百科全书、指南、手册等参考工具书两大类。前者供读者直接阅读，后者供读者查阅所需信息或知识。

2. 期刊

期刊又称杂志，是一种具有相对固定的刊名、编辑机构及版式装帧的定期或不定期的连续出版物。期刊按一定的卷期号或年月顺序号连续出版，内容新颖，出版周期短，通报速度快，信息量大，反映的多数是最新的科技成果，是情报的主要信息来源。

3. 特种文献

特种文献是指无法归入图书或期刊的文献，如会议文献、科技报告、政府出版物、专利文献、技术标准、学位论文以及WHO的出版物等。这种文献一般不公开出版，普通图书馆也不会收藏此类文献。但它反映了许多最新的研究和技术以及国家的法规、标准等信息,是图书和期刊的信息补充,也是医学研究的重要信息源。

(三)按加工深度划分

根据文献内容的加工深度、内容性质与结构有无变化,以及信息含量的大小可分为一次文献、二次文献、三次文献和零次文献。

1. 一次文献

一次文献也称原始文献,是以作者本人的工作经验、观察或实际科研成果为依据而创作的具有一定发明创造或一些新见解的文献,包括期刊论文、专著、学位论文、会议论文、科技报告、专利说明、技术标准等。一次文献在整个文献系统中是数量最大、种类最多、使用最广、影响最大的文献。它是人们学习参考的最基本的文献类型,也是最主要的文献情报源,是产生二次文献和三次文献的基础,是文献检索的主要对象。

2. 二次文献

二次文献是指信息工作者对大量分散、零乱、无序的一次文献进行整理、浓缩、提炼,并按照一定的逻辑顺序和科学体系加以编排存储后得到的产物。其主要类型有目录、索引、文摘、题录和简介等。其主要功能是检索、通报、控制一次文献,帮助读者在较短的时间内获得较多的文献信息,故又称为"检索性文献"或"通报性文献"。二次文献具有汇集性、工具性、系统性和可检索性等特点。它的重要性在于为查找一次文献提供线索,减少查找一次文献所花费的时间。

3. 三次文献

三次文献是在充分利用二次文献的基础上对一次文献做出的系统整理和概括的论述,并加以分析综合编写而成的概括性文献。属于三次文献的有综述、述评、年鉴、百科全书、词典、指南、图书之书目等。三次文献的特点是:内容的浓缩性和针对性,具有参考性和指引性。

4. 零次文献

零次文献是指未经正式发表或未进入社会交流的最原始的文献,如书信、手稿、笔记、记录,甚至是口头交流、实际操作的方法等。其主要特点是内容新颖,但不成熟,不公开交流,较难获得。

三、医学文献的特点

(一)数量庞大,增长快速

医学文献是整个科技文献的重要组成部分,据国外统计,医学文献在科技文献中的比例最高,达1/4左右。美国国立医学图书馆是世界上最大的生物医学文献信息中心,它研制开发的 MEDLINE 数据库收录了来自 70 多个国家的 3700 余种医学期刊,目前已有 1500 多万条文献记录,每年增加的文献在 30 万篇左右。

(二)类型繁多,文种复杂

由于新技术的兴起,现代医学文献在载体形式上呈现多样化。除了传统的印刷型外，还有视听型、缩微型、数字化型等。这些新型的医学文献具有存储信息量大、占空间位置小、携带方便等优点。它们与印刷型文献相互补充，大大方便了使用者。

随着科学技术的普及和发展，医学文献出版的文种急剧增多。据统计，美国《化学文摘》收录的文献文种有 50 多种，美国《医学索引》收录的文献文种达 40 多种。文种的增加丰富了医学文献，拓宽了研究空间，但同时也给普通使用者带来一定的阅读和交流障碍。

（三）内容重复，交叉分散

现代科学的综合交叉与彼此渗透使得文献重复发表的现象越来越严重。造成这一现象的原因主要有：

1. 同一课题被不同国家、不同科研机构、不同的科研人员看中并进行研究，从而造成论文内容的重复。

2. 同一内容的文献以不同的形式出版，如会议论文在会后经过整理、修改发表在期刊上。一些文献既出版印刷型文献，又有电子版、缩微版等。

3. 文献的分布既集中又分散，即相当数量的专业论文相对集中刊登在少数的核心专业期刊上，其余的专业论文却高度分散刊登在大量非专业期刊上。

（四）知识更新加快，文献寿命缩短

科学技术的迅猛发展导致知识更新与信息交流速度加快。由于文献出版落后于科学技术的发展步伐，有些文献还未出版或刚出版就被新知识所替代，新技术、新材料、新理论、新方法不断推出，科学文献的老化周期已由原来的 50 年缩短到 5 ~ 10 年。

（五）交流传播的速度加快

由于计算机和网络技术的普及，信息的存储和传递产生了质的飞跃。通过网络我们可以轻而易举地获得全球信息。加上国内外大量的生物医学数据库和电子出版物的出版发行，使得信息传递的方式以及人们的阅读方式都发生了深刻的变化。

第二节　医学文献检索

一、文献检索的概念

文献检索是我们进行科学研究和撰写论文时的一种必要手段。医学文献检索所检索的是与医学有关的文献，与其他的文献检索没有实质性的差异。

文献检索的概念有狭义和广义之分。狭义的文献检索就是查找文献，即以科学的方法利用专门的工具，从大量的文献资料中迅速、准确、完整地查找到文献的过程。广义的检索一般包括存储和检索两个过程。存储是对文献进行标引，形成文献的外表和内容特征标识，为文献信息检索提供有章可循的途径的过程。文献检索过程是根据用户需

求，确定检索概念及其范围，然后选择一定的检索语言，并将此检索概念转换成检索特征标识，按此标识到检索系统中查找文献线索，确定需要阅读的文献。

二、文献检索系统

（一）检索语言

检索语言又称文献存储与检索语言、标引语言、索引语言等，是文献检索系统中的标识系统，是文献存储与检索共同遵循的一种专用语言，分为规范化语言和非规范化语言。

规范化语言是对文献检索用语的概念加以人工控制和规范，对同义词、多义词、近义词等进行规范化处理，使同一个词只表达一个概念。非规范化语言也叫自然语言，如关键词。文献检索语言是人工创制的或者人工设计并由计算机自动生成的，它排除了自然语言中不适合检索的部分，揭示了文献的外部特征和内部特征，使标引和检索更加方便、准确、快捷、全面，是标引者、检索者和机器共用的语言。

检索语言的主要作用是通过标引文献的研究内容，描述出文献的主题内容及其外部特征，使其能简明地标识出来。根据描述文献特征的不同，检索语言可分为描述文献信息外部特征的检索语言和描述文献信息内部特征的检索语言。

1. 描述文献信息外部特征的检索语言

描述文献信息外部特征的检索语言即根据文献信息的外部特征，如著者、文献序号、书名、刊名等作为文献信息标引和检索途径的检索语言。主要包括：

（1）著者索引 以文献著者姓名或团体名称字顺为标识的检索语言。著者包括译者、编者、文摘人、专利权人、学会和机关团体名、学术会议名等。

（2）题名索引 以文献发表时的题名（篇名）、刊名或书名字顺为标识的检索语言，如书名目录（索引）、刊名目录（索引）、篇名索引等。

（3）文献序号索引 以文献特有的序号为标识的检索语言，如专利号索引、科技报告序号索引、技术标准号、国际标准书号（ISBN）索引等。

（4）引文索引 以文献所附注的参考文献为检索标识的检索系统。一般这些参考文献指著者在文献末尾附加的用来表明论据或数据来源出处的文献资料，参考文献的书写有一定的格式。利用这种引用与被引用关系建立起来的文献检索系统称为引文索引。

2. 描述文献信息内部特征的检索语言

文献信息的内部特征主要指文献研究所属的学科或专业、研究的主要内容、研究方法等，可以分为主题检索语言、分类检索语言、代码检索语言等。

（1）主题检索语言 是用于描述文献主题内容的词语标识系统，主要包括主题词语言和关键词语言。

主题词又称叙词，是用于描述文献主要内容的规范化的专业名词术语或词组。其特点是采用的词语有较严格的限定，多个相同概念、名词术语、同义词等在索引中只能用唯一一个术语表达，具有唯一性，是典型的规范化语言。常用的主题词表有《汉语主题词表》、《中医药主题词表》和美国的《医学主题词表》（MeSH）。

关键词是指从文献中抽出来的、有实质内容的、未经或略经规范化了的名词术语以及增添的相关概念词，属于自然语言的范畴。由于关键词通常取自原文，不作规范化处理，没有特别的限定，因而能直接取自最新文献，及时反映科学领域的新观点、新方法、新发现以及新的名词术语。但由于一个概念的不同表达多种多样，不加以限制会使同一类文献分散，如果不能找全同义词，则很容易造成漏检。

（2）分类检索语言　是一种直接体现文献知识分类等级概念的标识系统。它以科学分类为基础，结合文献特点，采用概念逻辑分类，层层划分，构成具有上、下为隶属关系，同位之间并列的概念等级体系。分类语言的"词语"就是等级体系中的类目及相应的分类号。分类检索语言必须依据某一种分类结构体系构成其标识系统，如《中国图书馆分类法》、《中国科学院图书馆分类法》、《美国国会图书馆分类法》、《杜威十进分类法》等。

（3）代码检索语言　是指利用代表事物的代码作为标识系统的检索语言，如美国的《化学文摘》的化合物分子式索引、环状化合物的环系索引等。

（二）检索工具

检索工具是在一次文献的基础上形成的一种新的文献形式，它是将大量分散无序的文献资料经过加工整理，按照一定的规则和方法编制起来，用来报道、存储和查找文献的工具，即二次文献。根据出版形式、著录格式的不同，检索工具可以分为不同的种类。

1. 按出版形式可分为书本式和机读式

（1）书本式检索工具　以期刊式检索工具为主，具有期刊出版的特点，报道近期出版的文献，出版速度快，能及时反映某一学科、某一专业近期研究动态，是文献检索最重要的工具，如我国的《中文科技资料目录》（医药卫生分册）、《中文科技资料目录》（中草药分册）等。

（2）机读式数据库　以计算机输入、输出为手段，为计算机检索而建立的各种数据库。利用计算机检索文献的数据库是目前发展最快、应用最多、获取文献最快捷的检索工具，现在许多权威印刷型检索工具都出版了电子版数据库，通过光盘或网络直接检索，如 CBMdisc、Yahoo、Medical Matrix 等。

2. 按著录格式可分为目录、索引和文摘

（1）目录　也称书目，是按照某种顺序编制的文献清单或清册，它是以一个完整的出版物（一本书、一种报纸或一本期刊等）为单位进行著录。它对文献的描述比较简单，主要记述其外部特征（如图书名称、著者、出版事项和稽核事项等）。目录有很多种，按职能划分有图书书目、出版社与书店目录、馆藏目录和联合目录，以及专题文献目录。

（2）索引　是"将图书、报刊资料中的各种事物名称（如字、词、人名、书名、刊名、篇名、内容主题名等）分别摘录，或加注释，记明出处页数，按字顺或分类排列，附在一书之后，或单独编辑成册"〔摘自《辞海（1999 年版）》〕。索引是查找文献最常用的检索途径。

（3）文摘　　是指以简明扼要的叙述形式描述文献的主要研究内容，使读者能以较少的时间和精力掌握有关文献的基本内容。文摘对文献的揭示比索引更深入、更具体，有利于帮助判断检索是否合乎需要，避免漏检和误检，并节省阅读原文的时间和精力，克服语言障碍。

（三）检索方法

文献检索对检索工具具有依赖性，检索系统的优劣、检索工具的齐备与否对检索结果有很大影响。因此，在检索过程中要根据实际情况，灵活运用检索方法，最大限度地满足检索的要求。

1. 常用法

常用法又称工具法，是利用各种文献检索工具和检索系统查找文献信息的方法，又可分为顺查法、倒查法和抽查法 3 种。

（1）顺查法　　是按时间顺序由远到近逐年查找文献的方法。检索时要注意所查文献（如课题）开始的年份，否则会浪费时间。如某课题 2001 年以前无报道，因此，检索此课题要从 2001 年往后逐年查找。顺查法的优点是漏检率低，能全面、系统了解所检索课题的过去和现状，从而判断课题的发展趋势和演变过程；缺点是费时。

（2）倒查法　　与顺查法相反，是按逆时间顺序由近到远逐年查找文献的方法。该方法省时、高效，短时间内可获得一些最新资料；但当检索者对课题了解不够时，用此法就易造成漏检。补救方法是查综述。

（3）抽查法　　是针对学科专业发展特点和发表论文较集中的时间，前后逐年检索，直到基本掌握课题情况为止。本法能用较少的时间获得较多的文献。

2. 追溯法

这是从文献中所附的参考文献追溯查找的方法。它的特点是在没有检索工具的情况下，根据原始文献所附的参考文献检索相关文献。这种方法较切题，但有片面性，文章漏检率高，检索出来的文献中许多知识比较陈旧。

3. 分段法

分段法是常用法和追溯法交替使用的方法，又称循环法或交替法。该方法既利用检索工具进行检索，也利用文献后附参考文献进行检索，两种方法交替，分期分段使用，可获得一定年限内文献的资料线索，节省检索时间。

4. 循环法

循环法是先利用检索工具查出一批原始文献，再利用这些文献所附参考文献的线索进行追溯查找。此法的优点在于检索工具缺年、缺卷时，也能连续获得所需年限内的文献资料。

第三节 医学文献检索效果评价

评价检索效果最重要的两个指标是查全率和查准率。在医学文献检索中，应当根据具体要求，合理调节查全率和查准率。当文献的全面性重要时，就要以提高查全率为重点；当希望找到的文献准确率更高时，就以提高查准率为重点。

一、查全率

查全率是指检出的相关文献量与文献库中相关文献总量的百分比，它能反映该系统文献库中实有的相关文献量在多大程度上被检索出来，用以评价检索系统检出相关文献的能力。

查全率 = (检出相关文献量/库内相关文献总量) × 100%

它是衡量检索系统检出相关文献能力的尺度。例如，利用某检索系统查某课题，假设在该系统文献库中共有相关文献 100 篇，而只检索出 40 篇，那么查全率就是 40%。

二、查准率

查准率是指检出的相关文献量与检出文献总量的百分比，它能反映每次从该系统文献库中实际检出的全部文献中有多少是相关的，能评价检索系统拒绝不相关文献的能力。

查准率 = (检出相关文献量/检出文献总量) × 100%

它是衡量检索系统精确与否的尺度。如果总共检出文献 80 篇，其中与项目相关的只有 20 篇，那么这次检索的查准率就是 25%。因此，查准率也称为相关率。

三、影响检索效果的因素

(一) 影响查全率的主要因素

1. 从检索系统性能看

主要有检索系统收录文献不全，词表结构不完善，词间关系不准确，索引词汇缺乏控制和专指性，标引深度不够，标引数量少，标引前后不一致，系统不具备截词功能和反馈功能等。

2. 从检索策略看

主要有检索策略过于简单，选词和逻辑组配不当，检索途径和方法太单一等。

(二) 影响查准率的主要因素

1. 从检索系统性能看

主要有索引词缺乏专指性，不能正确描述文献主题和检索要求；组配规则不严密，选词及词间关系不正确，标引过于详尽。

2. 从检索策略看

主要有检索时所用检索词或检索式专指度不够，检索面宽；检索中使用逻辑不当，截词不当等。

复　习　题

一、名词解释

1. 文献

2. 二次文献

3. 检索语言

二、问答题

简述医学文献资源的特点。

第三章　医学文献主题分析

 知识要点

1. 了解文献主题分析的概念和文献主题的类型。
2. 了解文献主题因素和主题结构分析的概念。
3. 了解文献主题分析的结构模式。
4. 熟悉文献主题分面公式的次序和构成。
5. 熟悉文献主题分析方法。
6. 掌握文献主题分析的步骤，能实际运用。

第一节　文献主题分析概述

文献的主题分析是检索过程的初始环节和重要基础。主题分析质量的好坏，直接影响着检索质量和效率的高低，因而正确的主题分析是准确检索的前提。

一、文献主题分析的概念

任何文献都有一定的主题。所谓主题是指文献所研究的具体对象或问题，即文献的中心内容。所谓文献主题分析就是根据文献信息存储和检索系统的需要，对文献信息内容特征进行分析和提取主题概念的过程。文献主题分析具有双重任务：一是在标引时对文献的主题进行分析；二是检索时对所检索对象的主题进行分析。此外，主题分析包含两方面的主要内容：一是分析主题的类型；二是分析主题的结构。其主要目的是要在弄清文献的主题数量、类型和构成主题的各个主题要素及其相互关系的基础上，提炼出文献中所包含的具有检索意义的主题概念，从而确定主题的中心概念和从属概念，并将这些主题概念转化为检索系统中相应的规范化的检索词。主题分析的实质是概念分析。

为了正确恰当地进行文献主题分析，首先需要了解和掌握主题有哪些类型；其次，需要掌握文献主题的结构；最后需要掌握文献主题分析的方法和步骤。

二、文献主题的类型

根据文献论述与研究对象和问题的数量、构成文献主题的主题因素的数量、文献论述主题性质等标准可划分出多组主题类型。

（一）单主题和多主题

1. 单主题

单主题是指文献只研究或论述一个中心内容或中心问题，即一个主题。它可以是论述一个独立的事物、问题、学科，例如，教育、医学、互联网络等；也可以是论述一个主题或问题、学科的某一部分、方面或与其他事物对象的联系。例如，汽车发动机、互联网络和管理、内科学现状等。对单主题文献一般还应根据其主题构成进一步分析。

2. 多主题

多主题是指文献研究或论述两个及两个以上的中心内容或中心问题，即两个或两个以上的主题。构成多主题的因素一定是不相容的逻辑关系，即矛盾关系，或不相容的并列关系或反对关系等。它可以是两个或两个以上独立的但可以相互关联的事物、问题或学科及其方面，例如，图书馆和情报所、体外循环的脑保护和肺保护、激光在医学和生物学上的应用；也可以是一个大主题和与之相关联的若干个小主题的从属关系的主题，例如，生物学与生物物理学、太阳系、金星、火星和地球等。对多主题文献应以主题为单位，分别对其主题构成及其关系进行分析。

（二）单元主题和复合主题

根据主题中主题概念的数量及其关系，可以分为单元主题和复合主题。

1. 单元主题

单元主题是指由一个基本概念构成的主题类型，也称单因素主题。例如，图书馆、教育心理学、生理学等。这类主题的分析比较简单，只要直接将其确定即可。

2. 复合主题

复合主题是指由两个或多个基本主题概念结合构成的主题，也称多元主题或多因素主题。复合主题是比较复杂的主题。构成复合主题的主题因素之间一定具有相容的逻辑关系，一般是属种关系、整体与部分的关系、全面与方面的关系、交叉关系、相容的并列关系。根据复合主题因素之间的逻辑关系可划分出如下几种类型：

"事物－部分"型复合主题，如人体与其心脏、计算机硬盘等。

"事物－方面"型复合主题，如动物饲养、动物解剖等。

"事物－部分－方面"型复合主题，如计算机硬盘维修等。

"事物－影响－受影响事物"型复合主题，如气候对人类寿命的影响等。

"事物－比较－对照事物"型复合主题，如中西方医学的比较等。

"事物－关系－相关系的事物"型复合主题，如鱼与水的关系等。

"事物－应用－被应用的事物"型复合主题，如激光在医学上的应用等。

"事物－文献类型"型复合主题，如医学博士论文等。

"事物属－种"型复合主题，如油料作物花生、禾谷类作物玉米等。

对复合主题一般还应进一步分析其构成要素及要素之间的关系，以便在此基础上对主题概念作出取舍。

（三）主要主题和次要主题

根据文献中对主题论述的重要程度，可以分为主要主题和次要主题。

1. 主要主题

主要主题是文献论述的主题内容中重点论述的中心主题。一般情况下，文献只有一个主要主题，但对多主题文献来说，当题目中含有"与"、"和"等并列词的时候，也可以有两个或多个主要主题。例如，《激光在医学和生物学上的应用》一书中，"激光在医学上的应用"与"激光在生物学上的应用"都是中心主题。

2. 次要主题

次要主题是指文献论述中不作为重点讨论的问题。对于次要主题需根据检索需要及其自身的情报价值作出取舍。

（四）专业主题和相关主题

根据主题所反映的专业属性划分，可以分为专业主题和相关主题。

专业主题是指文献的中心内容与文献检索系统专业性质相一致的主题。相关主题是指文献的中心内容与文献检索系统专业性和范围不一致但相关的主题。

（五）显性主题和隐性主题

根据主题对文献概括的清晰程度划分，可以分为显性主题和隐性主题。

1. 显性主题

显性主题是指文献正面明确描述，较易分析和辨识的主题。例如，"高血压的治疗"、"糖尿病的饮食疗法"等就属于显性主题。对于显性主题的分析比较容易，可以根据文献的论述直接提取。

2. 隐性主题

隐性主题是指文献中没有用直接的语词明确描述，不是显而易见的，而是隐含在其他字面中的主题。例如，"年轻人吸烟"→"吸烟对人体健康的影响"；"医院支气管肺部感染病原菌对比研究"→"药物耐受性"；"大剂量链脲佐菌素做大鼠皮下注射诱发糖尿病"→"试验性糖尿病"、"化学诱导性糖尿病"。对于隐性主题需要进行"由表及里"、"由此及彼"的分析和辨识。

（六）整体主题和局部主题

根据主题对文献内容概括范围的大小划分，可以分为整体主题和局部主题。

整体主题是指能概括某一文献的全部内容或至少是基本内容的主题。局部主题是指只能概括某一文献的部分内容的主题。一般情况下，一篇文献整体主题只有一个，局部主题可以有多个。例如，《针灸治疗常见病症图解》一书，该文献的整体主题是针灸治疗常见病，但局部主题有多个，有针灸治疗内科病、针灸治疗妇科病、针灸治疗儿科病、针灸治疗精神科病等。

上述对主题类型的划分是根据检索的需要，从不同角度进行的，目的是便于根据各种主题类型的特点，从不同角度加以识别和提炼。一个文献的主题往往不限于某种划分的一个类型，例如，"高血压治疗"不仅是单主题，同时也属于复合主题、主要主题、显性主题，在医学文献检索中属于专业主题。因此，在进行主题分析时可以根据其特点和检索需求，进一步分析、提炼和取舍。

第二节 文献主题结构分析

一、文献主题结构与主题结构分析

所谓结构就是指关系。文献主题结构就是指构成文献主题的各个因素及其相互关系。我们通常把构成主题的每个概念叫做主题因素，找出这些主题因素在主题中的作用和关系，即为主题结构分析。文献主题结构分析的目的，一是有助于查明主题概念的成分，避免遗漏有检索价值的主题概念；二是可以在明确主题因素之间关系的基础上，根据使用需要，对主题概念进行合理的分析和选择；三是采用统一的规范进行，有助于提高主题分析结果的一致性。

二、文献主题分析的结构模式

主题结构分析依据的是人们总结出来的各种主题结构模式。就某个学科而言，反映新进展、新问题的文献所论述的主题是各种各样的，因而构成主题的因素也是千差万别的。为了提高主题分析的一致性和客观性，可以根据一定的分类标准和各主题因素在主题中的不同地位和作用，将某一学科领域的主题构成形式加以模式化，把某一学科领域的全部主题因素，分门别类地划分成几个具有高度概括性的"面"，每一个"面"就是构成主题的一个最基本的范畴。因此，从这个角度看主题分析，就是要分析出文献的每个主题中究竟包括有多少范畴面，每个面中又包含了几个主题因素，以及它们之间有什么样的关系。

目前，国内外不少情报专家和学者根据不同学科的性质、任务和检索要求提出了多种主题分面结构模式，比较有影响的有：

1. 国外代表性的研究成果

（1）印度图书馆学家阮纲纳赞提出的以五个基本范畴为基础的引用次序模式，即"本体（P）–物质（M）–动力（E）–空间（S）–时间（T）"。

（2）英国图书馆学家维克利提出的文献主题引用次序模式，即"物资（产品）–种类–部分–成分–性质–过程–操作–施动者或工具"。

2. 国内代表性的研究成果

（1）张琪玉先生在 20 世纪 80 年代提出的"文献主题的构成因素及层次结构"，把某一学科或事物的文献主题概括为 6 个层次，即"第 1 层事物；第 2 层事物本身诸剖面；第 3 层事物本身与其他事物的关系；第 4 层对事物的研究、改造，产品的生产、制造；第 5 层客观环境；第 6 层文献的外表特征"。

（2）刘湘生先生提出的"文献主题标引公式"已被我国国家标准 GB 3860 – 1983《文献主题标引规则》和 GB/T3860 – 1995《文献叙词标引规则》采用，即是在将文献主题成分概括为 5 种基本主题因素的基础上规定的主题分面公式。这一公式将文献主题成分及其次序规定为：A. 主体因素、B. 通用因素、C. 空间因素、D. 时间因素、E. 文献类型因素。

以上研究成果都是由几个层次组成，当然各个层次下还有较为详细的各个属性涵盖。这些文献主题分面结构模式的提出都是试图将文献主题分析规范化和标准化，使人们在进行主题分析时能有据可查，有规律可循，避免主题分析的分歧和混乱。

三、文献主题分面公式的次序和构成

（一）主体因素

主体因素即主体面。它是文献主题中的主体部分，是指文献论述的关键性主题概念，是能反映出主题中主要特征属性的一组主题概念，它所含的主题因素称主体因素。词表中凡具有独立检索意义的主题词，当它们所表达的主题概念出现在文献或课题中时，都属于主体面的主体因素。这种因素甚广，一般包括各种疾病、药物及其化学性质、生物类、解剖学、正常人体学、生理学、诊断技术等具有独立检索意义的一些基本概念。

在某个主题中，主体因素可以有多个，在计算机检索系统里可以同时提供多个检索入口。在手工检索系统里可以同时轮排做主标目，即主标题。

如："电针对脑血栓形成患者微循环的影响"

"用促肾上腺皮质激素治疗哮喘引起黑皮病"

"美国制药工业的经济学"

1. 研究对象因素

研究对象因素一般有事物、人物、学科、问题、现象等。例如，"教育社会心理学"的主体因素为研究对象因素："教育心理学"、"社会心理学"。

2. 方法因素

方法因素是指为对象因素进行操作时的措施、工艺、手段、方法以及所使用的工具等。例如，"小麦病虫害防治方法"的主体因素为事物（对象）和方法因素："小麦"、"病虫害防治方法"。

3. 材料因素

材料因素是指构成对象的物质材料。例如，"铝合金板"的主体因素为事物（对象）和材料因素："金属板"、"铝合金"。

4. 过程因素

过程因素一般是指各种自然过程、社会过程和生产过程中的运动、操作、演变等。例如，"动物的无性繁殖"的主体因素为研究对象因素和过程因素："动物"、"无性繁殖"。

5. 条件因素

条件因素是指对象因素存在、发展、变化、研究、操作等方面的条件。例如，"叶酸维生素 B 缺乏病"的主体因素为研究对象因素和条件因素："维生素 B 缺乏病"、"叶酸"。

（二）通用因素

通用因素是反映文献主题中一般通用特征属性的一组概念因素，即通用面。它是指文献主题中次要成分，修饰说明文献内容部分的次要属性因素。这些概念因素一般都不具有独立检索意义，是主体因素的通用性成分。在计算机检索系统中，一般不做检索入口。在手工检索目录体系中，不做主标目，仅在主题词中对主体因素起细分、限定和揭示作用，主要指主题词表中的副主题词。

如："青霉素对心脏的影响"

"新霉素对葡萄球菌感染的治疗"

"眼弓形体病并发青光眼"

（三）空间因素

空间因素是指空间面、位置面、位置因素，它是反映文献主题中的空间地理位置属性的一组概念因素，包括自然区域和行政划分区域等方面的概念因素。例如，国家名称、地区名称、自然区域名称等。这些位置因素在文献主题中是对主体因素在地理位置上的限定、修饰。在计算机检索系统中，一般不做检索入口。在手工检索目录体系中，不做主标目。但是如果在文献主题中构成文献的研究对象名称，应视为主体因素。例如，"中国通史"的"中国"为主体因素；"新疆地区人畜共患病情况调查"主题中的"新疆"是"人畜共患病"的位置因素，而不是主体因素。

（四）时间因素

时间因素即时间面，它是反映文献主题中所处的时间属性的一组概念因素，即文献主题的时间属性，如年代、时代、朝代等。一般不做检索入口，不做主标目。例如，"清代中药的炮制方法"、"19 世纪鼠疫在欧洲的流行"。

（五）文献类型因素

文献类型因素即文献类型面，指表现该主题的文献类型形式方面的各种属性概念。它代表文献属于什么类型，而非文献的主体因素。例如，期刊、手册、词典、临床文献、实验研究、病例报告等。一般不做检索入口，不做主标目。但是如果文献类型因素是文献研究的对象，则将成为文献主题的主体因素。例如，"临床检验手册"、"内科学词典"。

以上是文献主题的一般结构和5种主题因素构成的一般模式。在5个分面的主题因素中，主体因素是文献的中心因素和检索入口，其余因素则对主体因素起修饰和限制作用。但上述各种主题因素的关系不是绝对的，它们是可以根据研究对象的特点而变化的。在特定文献中，当空间因素、时间因素、文献类型因素等本身作为研究对象时，这些因素本身也可以作为主体因素对待。例如，"法国概况"、'唐代历史'、"词典研究"等主题中，空间概念"法国"、时间概念"唐代"、文献类型概念"词典"等均为研究对象，均可以作为主体因素对待。

有时文献的主体因素往往不止一个，此时主体因素可再进一步按照对象、材料、方法、过程、条件等次序展开，如"桥梁混凝土施工"这一主题中，"桥梁"、"混凝土"均为主体因素，可按"桥梁－混凝土－施工"这一次序逐一展开。

按照这一结构，对文献主题构成成分及其关系进行分析，并以此作为提炼主题概念的依据。例如，"2006中国生物产业发展报告"这一主题可根据上述公式分析如下：

　　生物技术　　　　　发展　　　　　中国　　　　　2006　　　　　报告
（主体因素 A）（通用因素 B）（位置因素 C）（时间因素 D）（文献类型因素 E）

这一引用次序的主要问题是对主体面和通用面的划分，是根据两种主题因素的性质，将其作为基本范畴进行的，目前的方式不能正确反映这两类主题因素之间的客观联系。例如，"中国教育发展规划的数学模型"这一主题中，"教育发展"、"数学模型"均为主体因素，"规划"、"中国"分别为通用因素和位置因素，如严格按照上述公式分析和引用，就会出现"教育发展－数学模型－规划－中国"这一次序，这显然是不符合主题因素之间的客观联系的。对于这类情况，就必须按主题因素之间的联系，参考其他通用引用次序，将其确定为"教育发展－规划－中国－数学模型"。

总之，分析主题结构必须根据文献主题规律进行。在按照一定的主题分析结构模式对文献进行主题分析的过程中，需注意结合主题因素之间的关系和内在的规律加以使用。除根据我国文献标引工作标准中提出的引用次序外，也可以参考国外比较成熟的引用次序。一般可以首先按照目的性原则或显著性原则，将主题内容作为中心主题，然后根据主题因素之间的联系，按照依存原则确定各个主题因素之间的关系，在查明文献中涉及的主题概念及其关系的基础上，重点选择中心主题概念，适当选择次要主题概念，根据检索需要，作好主题概念的确定和取舍。

第三节 文献主题分析方法

常用的文献主题分析方法有以下几种：

一、常规分析法

常规分析法又称为主题结构模式分析法，是一种提炼和分析主题概念的基本方法。中国国家标准《文献叙词标引规则》总结推荐的文献主题构成的一般逻辑规律，即文献主题结构模式："主体因素 – 通用因素 – 位置因素 – 时间因素 – 文献类型因素"。

常规分析法一般根据预先确定的通用主题类型和结构模式查明检索对象，然后以此为中心，逐一查明结构模式规定的其他因素，构成完整的主题概念；也可以先找出所涉及的各种概念因素，然后再根据主题结构模式分析它们之间的关系，形成完整的主题概念。在提炼主题概念时需考虑不同主题类型的要求。

常规分析法一般是指对复合主题概念的分解，因为单元主题是由简单概念构成的，只有一个主题因素。把概念分解到以上五个面中，从而确定同一组面之间和不同组面之间概念因素的关系。通用面、位置面、时间面、文献类型面都是对主体面的概念限定，每个主题的复杂程度不同，"面"的构成也不同，有的主题可能具有五个面，有的主题可能具有其中几个面，但是任何主题都必须具有主体面。

在复合主题中，主体因素之间的逻辑关系比较复杂，可以概括为两种概念关系：交叉关系和限定关系。

1. 交叉关系

所谓交叉关系是指复合主题中各主题因素之间在概念上具有交叉关系，即概念上的内涵不同，但在外延上有部分重合的一种概念关系，而且大都具有检同的上位概念。例如，中医内科学、青年工人。

2. 限定关系

所谓限定关系是指复合主题中各主体因素之间在概念上具有限定关系，一般表现为事物与事物的方面、部分（包括事物的组成部分、时间、空间、属性、特征等）。限定关系的主要特征是几个概念之间，即几个主题词之间（或几个类号之间）存在主次关系、偏正关系，偏、次概念的词对正、主概念的词从时间、空间、属性、特征等各个方面进行限定、细分、修饰和说明，达到使描述和表达的主题概念更加专指。例如，糖尿病的饮食疗法。

二、列表分析法

列表分析法是先将主题概念中可能涉及的各种概念因素、范畴及其联系，归纳设计成表，主题分析时，依照表中所列的各个范畴（组面），逐一核查主题概念因素，并将查明的概念因素记录在相应位置，构成完整的主题概念。列表分析法也可以看成主题结构模式分析法的表格化或直观化。使用时，一个检索对象用一张分析表，一个主题占一栏，分别把分析出来的主题要素填在相关的组面内。

例如，我们对"19 世纪鼠疫在欧洲的流行"这一检索对象作一简略分析（表 3 - 1）。

表 3 - 1　主题列表分析

主题	疾病名称	通用因素	空间	时间	文献类型
1	鼠疫	流行	欧洲	19 世纪	
2	……	……	……	……	

使用列表分析法的好处是能简化主题分析过程，避免重要主题因素遗漏，同时有利于分析结果的一致性。

三、提纲分析法

这是根据预先拟定的主题分析提纲进行主题分析的方法。所谓主题分析提纲是检索者结合专业特点和检索需求拟定一系列的提问，详细列举主题分析的要点，指示查检者按所列的项目和角度进行主题分析。

主题分析提纲实际是在主题结构模式和分面公式的基础上，对主题分析要素的细化和固化。由于不同学科、专业所检索的主题构成要素有很大的差异，因此，需根据学科、专业特点、检索语言和检索系统的特点，分别拟定不同的主题分析提纲。主题分析提纲可以由各种提问组成，也可以是详细序列的组面或要点，它远比通用结构公式详尽，并可以在使用的过程中逐步完善。使用时，可以根据提纲的提示对主题概念进行分析和选取。

例如，对临床医学检索课题来说，主题分析提纲一般包括：课题研究的对象是什么（包括疾病种类、患病部位、治疗药物等）；课题研究的角度、方法是什么；采用的诊断方法是什么；采用的治疗方法是什么；课题中是否还有其他隐含的主题概念；课题中是否具有检索价值的空间、时间要素；课题中是否具有检索价值的文献类型特征等。

提纲分析法可使主题分析规范化，有助于保证主题分析的全面性和一致性，防止遗漏重要的主题因素，同时也可以减轻分析过程中的脑力劳动。

四、职能符号分析法

职能符号是一种用来表示主题词在组配中的语法关系和职能作用的限制标志。由于职能符号作为一种句法手段能明确主题词之间的关系意义，所以可通过为主题概念配置职能符号的方法进行主题分析。一般是根据所用检索语言的特点，按照一定的主题结构模式事先拟定一个详细的职号表，主题分析时，根据职号表提炼相应的主题概念，并对提炼出来的主题概念的性质赋予相应的职能符号。

这种方法的优点是可以避免主题词组配时的错误句法关系，防止遗漏主题概念因素，能直接确定检索标识的组配次序。当机检系统对机检词处理也采用职能符号法时，那么主题分析时配置的职能符号就可以直接用于机检词处理。但是它要求对主题概念作比较细致的分析，有一定的难度，使用不是很广泛。

例如，用动作对象、部分、性质、操作、施动者限定主题词的职能，并配以下述职能符号（表3-2）。

表3-2　职能符号分析表

符号	职能
A	动作对象
B	部分
C	性质
D	操作
E	施动者

如在对"慢性阻塞性肺病的CT检查"这一检索对象进行主题分析时，就可以从这方面着手分析主题概念，并配置相应的职能符号：人类-A；肺-B；诊断-D；X线-E。

主题分析的方法是灵活多样的，可根据文献或检索对象不同的学科、专业性质、不同的主题结构特点、不同的检索要求灵活进行，无论是先找出文献或检索对象，再进一步查明是论述该研究对象哪个方面的具体问题；还是先找出文献或检索对象涉及的各种概念，再进一步查明它们之间的相互关系，都可以完成对文献的主题分析。

第四节　文献主题分析步骤

主题分析是一项十分细致的工作，只有按照一定的程序进行，才能保证主题分析的质量。文献主题分析的基本步骤如下：

一、认真审读文献

审读的目的是全面了解文献的主要内容、涉及的学科领域和专业范围等。

二、提炼主题概念

提炼主题概念是指通过对检索对象进行精确的概括提炼，分析出主题概念的过程。在对文献进行审读并了解其主题之后，首先选择适当的主题分析方法对主题进行分析，进而选定各个主题概念，即构成主题的各个要素。对于一篇文献应选择几个主题概念，分辨哪些是主要概念，哪些是次要概念。

主题概念的提炼需本着"去粗取精"、"去伪存真"的原则，在主题概念提炼过程中或之后，需仔细地审查，看是否还隐含着其他有价值的情报，有没有遗漏。

例如，一种现象、过程是否隐含着某种性质或原理；一种新材料是否隐含着某种特殊的用途；一种药物疗效是否隐含着某种药物的副作用；一种化学反应是否隐含着某种"催化剂"的概念；一种农药的药效是否隐含着"农药污染"的概念等。

三、转换主题概念

转换主题概念是指将主题分析阶段分析出的用自然语言表达的主题概念用词表中规范的主题语言来表达，也就是把表述的文献或课题的主题翻译成主题词或类号。做好主题概念的转换，一是把握从主题概念的涵义上进行转换，而不是从字面上进行简单的转换；二是把握词表的结构和各部分的功能和联系，如分类号与主题词的对应关系及互为索引的功能、主题词的排列和词间关系显示方法、词组的显示与排列、附表的收录范围及与字顺表的联系等。我国生物医学领域最常使用的主题词表有：美国国立医学图书馆编制的《医学主题词表》（MeSH）；我国的《汉语主题词表》、《中医药主题词表》和《医学主题词注释字顺表》等。

主题词常见的转换有以下几种：

1. 直接转换

这是指所分析的主题概念在主题词表中有相应的专指主题词，将其直接转换成主题词即可。

例如，"葡萄球菌感染"。分析概念主题：葡萄球菌感染。转换检索主题：葡萄球菌感染。又比如，"幽门螺杆菌与胃癌"。分析概念主题：幽门螺杆菌；胃癌。转换检索主题：螺杆菌，幽门；胃肿瘤。

2. 俗语的转换

俗语的转换有两种情况：一种是一些文献中常常涉及的一些约定成俗的词需要转换成规范主题词。如"怀孕"转换为"妊娠"；"红血球"转换为"红细胞"等。另一种是药名、化学名称、疾病名称等的中译名和俗称的转换。如"艾滋病"转换为"获得性免疫缺陷综合征"；"心得安"转换为"普萘洛尔"；"异搏定"转换为"维拉帕米"；"冠心病"转换为"冠状动脉疾病"等。

3. 不准确概念的转换

有时我们所使用的概念术语不够准确，需要转换成准确的主题语言。如"子宫纤维瘤"，从肿瘤组织分型角度理解应为子宫平滑肌瘤，所以应转换为"子宫平滑肌瘤"。另如"胃溃疡"应转换为"消化性溃疡"；"假性嗜铬细胞瘤"应转换为"嗜铬细胞瘤"；"类肉芽肿"应转换为"肉芽肿"等。

4. 一词多义的转换

如一些英文词一词多义，应根据课题内容进行转换。如"lesion"意为伤口、病变、病损、损伤，可根据文义转换为疾病、病理状态或器官、组织损伤；"dirorder"意为紊乱、障碍，在一些文中可以转换为疾病或器官功能不全。

5. 概念的分解转换

对于复合主题，必须有两个或两个以上的主题概念才能表达，但我们在日常描述中往往将概念综合描述，这时需要对主题概念进行分解转换。如"胃肠瘘"应转换为"胃瘘+肠瘘"；"肝挫伤"应转换为"肝/损伤+挫伤"。

6. 副主题词的转换

有一些自然语言可以转换为适当的副主题词。例如，活性、结合、降解、释放、吸收等可以转换为"/代谢"。器官、组织、细胞等的功能可以转换为"/生理学"。面临、展望、未来等可以转换为"/发展趋势"。普查、防治等可以转换为"/预防和控制"。暴发、流行、发病率等可以转换为"/发生"。突变、重组、变异、基因表达等可以转换为"/遗传学"等。

四、选择特征词

特征词是在对文献进行主题分析时经常要选择的一类词，其目的是将检索范围缩小在某一特定的特征词中。如在 PubMed 数据库中经常使用的特征词有动物（Animal）、病例报告（Case - Report）、对比分析（Comparative - Study）、女（雌）性（Female）、人类（Human）、体外研究（Invitro）、男（雄）性（Male）等。这些词在 PubMed 数据库中作为特征词字段出现。

除此之外，还有许多作为一般检索主题词使用的特征词用来进一步限定检索内容，常见的有：妊娠（pregnancy）；年龄组：新生儿（infant，newborn）、婴儿（infant）、儿童学龄前（child，preschool，2～5 岁）、儿童（child，6～12 岁）、青年人（adolescence，13～18 岁）、成年人（adult，19～44 岁）、中年人（middle age，45～64 岁）、老年人（aged，65～79 岁；aged，over，80，80 岁以上）；动物特征词：牛（cattle）、兔（rabbits）、大鼠（rats）、小鼠（mice）、鸡胚（chicken）等；时代特征词：古代（ancient）、中世纪（medieval）、15 世纪（15th cent）、16 世纪（16th cent）……20 世纪（20th cent）等。

五、进行合理组配

组配是主题分析和检索工作的基本环节，多数文献在主题分析时都需要组配。主题分析实质有两点：一是选择主题词，另一个就是组配。

所谓组配，就是根据主题词之间合理的逻辑关系及确切的语义概念将主题词与主题词、主题词与副主题词、主题词与特征词等进行有限条件的组合，其最终目的是限定检索内容，提高检索的专指性，提高查准率或查全率。由于组配误差可直接影响检索效果，因此需严格遵守组配的规则。

常见的组配类型如下：

1. 主题词与主题词的组配

也称概念组配，是由两个或两个以上的主题词组合而成的复合概念。这种组配有 3 种类型，一是两个或两个以上主题概念的组配；二是主题词与地理名词的组配；三是主题词与特征词的组配。

例如，出血性溃疡：胃溃疡；消化性溃疡。

九江市首例戊型肝炎报告：肝炎，戊型；人类；病例报告；江西。

新生儿肺出血：肺出血；婴儿，新生儿；病例报告。

阿司匹林对小白鼠乳腺癌细胞株的抵制：阿司匹林；乳房肿瘤，试验性；动物；小鼠。

2. 主题词与副主题词的组配

也称方面组配。例如，白细胞介素 – 4 对破骨细胞的分化作用：白细胞介素 – 4/药理学；破骨细胞/药物作用。

妊娠期合并多器官功能不全的诊治：妊娠/并发症；多器官功能不全/诊断；多器官功能不全/治疗。

六、应用实例

主题分析的五个环节在实际应用中环环相扣，相辅相成。以检索有关"基因工程干扰素治疗儿科重症病毒性脑炎疗效"方面的文献为例，综合讲述五个环节在主题分析中的运用。

1. 认真审读，分析课题

2. 提炼主题概念

通过第一环节的审读、分析，本检索文献应为多主题，我们可从中提炼主题概念为："干扰素"、"脑炎"、"病毒性疾病"、"治疗"、"药物治疗"、"诊断"、"基因治疗"。

3. 转换主题概念

与以上相对应的主题词为："干扰素类"、"脑炎"、"病毒性疾病"、"基因治疗"，其余的应转换为副主题词："/治疗应用"、"/药物疗法"、"/投药与剂量"和"/诊断"。

4. 查选特征词

因本检索文献的对象是儿童，所以特征词为"人类"、"男性"、"女性"、"儿童"。

5. 主题词与副主题词合理的组配

首先要考虑到本文献是研究"干扰素"的治疗应用（包括其投药与剂量），其次是"病毒性脑炎"的诊断和药物治疗，所以应组配为：

干扰素类/＊治疗应用

干扰素类/投药与剂量

脑炎/＊药物疗法

脑炎/诊断

病毒性疾病/＊药物疗法

病毒性疾病/诊断

基因疗法

复　习　题

一、名词解释

1. 主题分析

2. 主题因素

3. 主题结构分析

二、问答题

1. 简述文献主题的类型。

2. 简述文献主题分析的方法。

3. 简述主题词常见的转换现象。

4. 简述主题词常见的组配类型。

5. 简述文献主题分析步骤。

第四章 中文医学数据库检索

📚 知识要点

1. 了解中国知网（CNKI）的功能与特点。
2. 了解万方数据资源系统的功能与特点。
3. 了解维普数据库的功能。
4. 了解超星数字图书馆的功能。
5. 熟练掌握中国知网（CNKI）的检索。
6. 熟练掌握万方数据资源系统的使用和检索。
7. 熟练掌握维普数据库检索。
8. 熟练掌握超星数字图书馆的使用。

医学文献信息的获取与利用直接关系到医学科学的进步及发展。随着计算机技术的普及以及互联网络的迅速发展，医学工作者获得文献信息的途径不再是仅仅依靠医学文献信息工作者，而是更多地依托于网络查询。快速而准确地获取高质量的文献信息，既需要了解文献检索的有关知识，还需要了解医学领域的常用数据库及其使用方法。据来自学术方面的统计，在中文文献检索方面，最受医学工作者欢迎的中文数据库检索系统是中国知网 CNKI，其次是维普资讯网和超星数字图书馆。

经过近 30 年的发展，中国知网（以下简称知网）、维普资讯网（以下简称维普）和万方数据知识服务平台（以下简称万方）中的期刊全文数据库已经成为教育、科研人员获取学术信息资源的重要途径。这三大期刊数据库均提供多学科的期刊论文，虽然期刊数量和文献总量有所不同，但差距不明显，均为满足不同用户的需求提供多种多样的检索功能。根据信息需求，正确地选择数据库和检索方法，不仅事半功倍，而且有助于信息检索的全面和准确。

第一节 中国知网（CNKI）

一、CNKI 概述

（一）CNKI 是什么

国家知识基础设施的概念，1998 年由世界银行提出，中国知识基础设施（China

National Knowledge Infrastructure），简称 CNKI 工程。CNKI 工程是以实现全社会知识资源传播共享与增值利用为目标的信息化建设项目。20 世纪 90 年代，国家大力实施"科教兴国"战略，在计算机技术的普及和网络技术的大力发展的背景下，1999 年 6 月，由清华大学光盘国家工程研究中心、清华同方光盘股份有限公司、中国学术期刊（光盘版）电子杂志社联合立项，在清华大学礼堂召开了"中国期刊网开通仪式"，会上提出了建设"中国知识基础设施工程规划"的宏伟蓝图。随后建立了 CNKI 工程中心网站，域名"www.cnki.net"。其采用自主开发并具有国际领先水平的数字图书馆技术，建成了世界上全文信息量规模最大的"CNKI 数字图书馆"，并正式启动建设《中国知识资源总库》及 CNKI 网格资源共享平台，通过产业化运作，为全社会知识资源高效共享提供最丰富的知识信息资源和最有效的知识传播与数字化学习平台。CNKI 产品已经走过了十多年的发展历程，从光盘版、网络版到现今的 CNKI 系列数据库产品，无论是资源形态还是资源传播获取手段都发生了很大转变。CNKI 的信息内容是经过深度加工、编辑、整合，以数据库形式进行有序管理的，内容有明确的来源、出处，比如期刊、报纸、博士硕士论文、会议论文、图书、专利等等。因此，CNKI 的内容有极高的文献收藏价值和使用价值，可以作为学术研究、科学决策的依据。

CNKI 工程的具体目标，一是大规模整合知识信息资源，整体提高资源的综合和增值利用价值；二是建设知识资源互联网传播扩散与增值服务平台，为全社会提供资源共享、数字化学习、知识创新信息化条件；三是建设知识资源的深度开发利用平台，为社会各方面提供知识管理与知识服务的信息化手段；四是为知识资源生产出版部门开发互联网出版发行的市场环境与商业机制，大力促进文化出版事业、产业的现代化建设与跨越式发展。

（二）CNKI 数据库组成

我们经常把文献信息数据库简称为"数据库"。国际标准化组织《文献与信息术语标准》（ISD/DIS 5127）中是这样对数据库进行定义的：数据库是指至少由一个文档（file）组成，并能满足某一特定目的或某一特定数据处理系统需要的一种数据集合。CNKI 数据库涵盖了基础科学、理工、农业科学及医药卫生等九个专辑，其中医药卫生又包括医学、药学、卫生保健及生物医学等多学科内容。总的来说，CNKI 数据库系统主要由以下几个主要的子系统构成：

1. 中国学术期刊网络出版总库

这是世界上最大的连续动态更新的中国学术期刊全文数据库，是"十一五"国家重大网络出版工程的子项目，是《国家"十一五"时期文化发展规划纲要》中国家"知识资源数据库"出版工程的重要组成部分。出版内容以学术、技术、政策指导、科普及高等教育类期刊为主，内容覆盖自然科学、工程技术、农业、哲学、医学、人文社会科学等各个领域，产品包括基础科学、医药卫生科技、哲学与人文科学、社会科学等十大专辑，十大专辑下又细分为 168 个专题。截至 2012 年 10 月，收录国内学术期刊 7900 多种，其中创刊至 1993 年的 3500 余种，1994 年至今的 7700 余种，全文文献总量

3500 多万篇。核心期刊收录率 96%，特色期刊（如农业、中医药等）收录率 100%；独家或唯一授权期刊共 2300 余种，约占我国学术期刊总量的 34%。

2. 中国博士学位论文全文数据库和中国优秀硕士学位论文全文数据库

这是目前国内相关资源最完备、高质量、连续动态更新的中国博硕士学位论文全文数据库，主要收录全国 400 余家博硕士培养单位 1999 年及以后毕业的博士和优秀硕士学位论文，也少量收录有 1999 年以前的学位论文。现有博士论文 7.9 万多篇，硕士论文 56 万多篇，且在不断增加中。

3. 中国重要会议论文全文数据库

收录我国各级政府职能部门、高等院校、科研院所、学术机构等单位的会议论文集，年更新约 10 万篇文章；收录国家二级以上学会、协会在 2000 年及以后举办的重要学术会议、高校重要学术会议、在国内召开的国际会议上发表的论文，也少量收录 1999 年以前的会议论文，现累积会议论文全文文献 80 多万篇。

4. 中国重要报纸全文数据库

这是以重要报纸刊载的学术性、资料性文献为收录对象的连续动态更新的数据库，收录自 2000 年以来国内公开发行的 1000 多种重要报纸，包括中央级别的和全国性及影响较大的地方性报纸。自 2005 年始，每年精选符合收录要求的文献 120 余万篇。

5. 中国年鉴全文数据库

中国年鉴全文数据库的收录范围以上一年度为主，把有关的资料文献尽可能全面收集，着重反映一年来的新动态，新经验，新成果。该数据库一方面全面展示我国纸质年鉴资源的原貌，另一方面运用国内最先进的数图开发技术，深度开发利用纸质年鉴中的信息资源，将年鉴中的信息资源以条目为基本单位重新整合、标注，归类入库，进而形成一个涵盖全面、系统反映国情资讯的信息资源库。

6. 中国工具书数据库

目前收录了近 200 家出版社的词典、专科辞典、百科全书、国鉴（谱）年表共 2000 多种，以及作者直接向本网投稿的辞书约 20 种，词条近千万，图片 70 万张，向人们提供精准、权威、可信的知识搜索服务。

7. 中国图书全文数据库（China Book Full–text Database，CBFD）

主要遴选国内外部分经典专著，以对科学技术和社会文化进步有重要贡献的原著、经典专著、名家撰写的教材为核心，包括工具书、教科书、理论技术专著、科普作品、古籍善本、经典文学艺术作品、译著、青少年读物等。图书目录浏览细分到章节，可以按整书、按章节进行检索、定位、显示，可以按本、按章节下载。

8. 中国引文数据库（Chinese Citation Database，CCD）

收录了中国学术期刊（光盘版）电子杂志社出版的所有源数据库产品的参考文献，并揭示了各种类型文献之间的相互引证关系。它不仅可以为科学研究提供新的交流模式，同时也可以作为一种有效的科学管理及评价工具。

（三）CNKI 的特点

CNKI 作为全球使用范围最广、用户最多的中文知识库系统，其最大的特点在于文献资源丰富，类型多样化，结构合理，组织方式多样化。

1. 从文献数量来讲，CNKI 文献数量巨大，学科覆盖范围广泛。

2. 在结构设计上，CNKI 除按资源类型把文献分成十几个数据库之外，还按专业领域的需求设计了专业知识仓库。如"中国医院知识仓库"就是为了支持医药卫生机构建设本单位全面、系统、可靠的知识信息服务保障体系，服务本单位临床、科研、教学、咨询、管理等各类医药卫生队伍的专业化、职业化建设与知识创新而建的专业知识仓库。知识仓库的范围覆盖基础医学、临床医学、预防医学、中医学、药学、特种医学、生物科学、经营管理、图书情报、计算机及应用、医学教育与外语学习等多个学科（专业）。资源类型包括期刊、学位论文、会议论文、报纸、年鉴、工具书等。在资源结构上，从两个方面构架资源信息，多方面展示文献的相关信息。

3. 从文献的时效性来看，CNKI 数据更新速度很快，其网络版数据每日更新。

4. 统一导航，规范数据，实现跨库检索，有效地减少了用户检索时的工作量，提高了检索效率。

5. 从检索方式来看，检索方式多种多样，能够满足检索者的各种需要。

CNKI 除提供大量的文献资源和方便的检索外，在实际的检索过程中也会检索到重复文献，在阅读器中阅读的文章如果无法直接将文字和图片转换成可编辑的文本，尚需进一步优化和改进。

（四）CNKI 在数字图书馆中的主要作用

1. 提供数字化信息服务

数字化图书馆是图书馆发展的必然趋势，只有数字化的信息才能构成信息资源。资源是信息的集成化、有序化和可利用化。信息要转化为资源必须达到一定的集成度。CNKI 的产生与发展为现代化的文献服务奠定了资源基础，CNKI 工程的全面实施，不仅大大充实了我国匮乏的网上中文信息，也大大加快了图书馆数字化建设的步伐。

2. 充分发挥电子期刊的作用

由于期刊具有连续性、综合性、情报性，且具有内容新、出版快以及信息量大并与社会发展同步等特点，使它可以在文化知识的传播、科研成果的交流、信息的传递上发挥举足轻重的作用。CNKI 学术期刊数据库收录了 90% 以上的国内外公开发行的期刊。其内容涵盖了自然科学、工程技术、社会科学、医药卫生、人文、军事、政治、经济、法律等各个领域，基本能够满足科研、管理、生产、教育等方面的技术人员全面、准确、系统地查询本行业所需的基础知识、研究方向和研究成果，以获取所需要的专业知识和情报信息。

3. 为文献检索现代化奠定了基础

CNKI 的组织方式、检索方式和获得方式较之传统的检索方式具有更加复杂多样、技术含量高等特点。

4. 拓宽了信息服务的领域

CNKI 不仅让我们感受到信息化、网络化带来的方便、快捷，同时也让用户深切地领略了信息的无穷魅力，也给我国数字图书馆事业的发展展示了广阔的空间。

二、CNKI 数据库的使用

CNKI 的用户有两种：购卡用户和包库用户。

购卡用户多见于个人和小规模的单位，用户只需购买其专用卡，就可登录其网站，进行全文检索。用户可随时向卡中进行充值，这种方式可以方便在 CNKI 局域网之外以及不能使用包库的单个用户使用。但这种卡也有其不足之处，相对单个用户来说其费用相对还是比较高的，而且用户只有在付完费后才可以浏览全文。往往会出现用户浏览全文后才发现并不是其所需的文献，这就给用户造成了经济上的损失。

一些较大的医院和高校图书馆等单位会采用包库购买的形式。包库的好处在于一次性购买资源之后，可以无限制地下载。但包库下载只能在某一范围之内，是通过限制 IP 地址来控制用户范围的。也就是说，如果跨出了某一区域，将无法享受免费下载文献的服务。

CNKI 的使用方法主要分为以下五个步骤（图 4 - 1）：

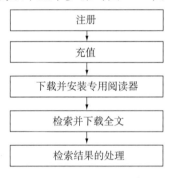

图 4 - 1　CNKI 的使用步骤

（一）注册

输入地址 http：//www.cnki.net，打开中国知网主页面或通过镜像站点登录。点击主页面左上角的免费注册，即出现注册页面（图 4 - 2）。根据要求注册一个好记的用户名和密码，注册时用户名和邮箱必须唯一，如果提示已存在，必须更换其他用户名或邮箱，注册的用户名不能更改或注销。除此之外，还可以使用与合作网站相关的账号登录，中国知网的合作网站有腾讯的 QQ 号、新浪微博、网易账号、人人网账号和 MSN 账号。

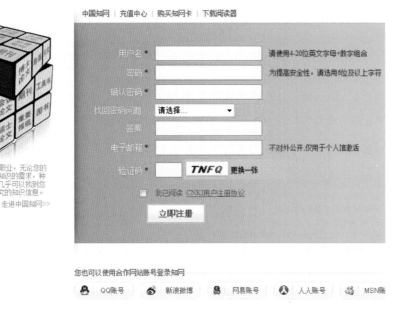

图 4 - 2　CNKI 注册界面

（二）新用户充值

点击"充值"进入"充值中心首页"（图 4 - 3）。中国知网的充值方式有银联支付、知网卡充值、神州行卡、支付宝充值、财付通、手机短信、银行汇款、邮局汇款，在充值时既可以选择银行或者手机等在线充值业务，也可选择货到付款的知网卡充值送货上门服务。特别说明：如果用户属于单位包库用户，第一步和第二步可以省略，不用注册和输入用户名，直接进入第三步即可。

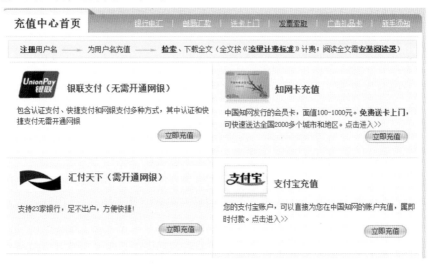

图 4 - 3　CNKI 充值中心首页

（三）下载并安装专用的 CAJ Viewer 阅读器

下载后的文章，不管是通用的 PDF 文档格式或者 CAJ 格式，还是以 KDH 或 NH 为后缀的（博士和优秀硕士），都必须使用中国知网的 CAJ Viewer 来打开和编辑，因此，必须下载安装 CAJ Viewer 阅读器。其操作步骤首先是在中国知网首页点击"下载"进入"下载中心"（图4－4），然后点击软件 CAJ Viewer 7.2，下载并安装在计算机中。

图4－4　CAJ Viewer 阅读器下载界面

（四）检索并下载全文

1. 检索工具和功能

在 CNKI 中国知网的使用过程中，文献检索是最主要和关键的一个部分。为了方便用户使用，CNKI 在网站上提供了通用菜单、学科导航、统一检索平台和总库文献出版报表等。其功能分别如下：

（1）通用菜单　在学术总库检索平台各个页面都提供了总平台数字文献超市的通用菜单，该菜单提供文献超市中最常用的功能，便于用户切换和利用。

（2）学科导航　学术总库检索首页根据学术文献特点，将本库文献资源统一按学科领域分为自然科学与工程技术文献、人文与社会科学文献两个学科领域，各自又分为10大专辑和4大专辑等多层细分类。用户可以通过学科导航进行文献系统调研和文献精准查询。如果检索的文献有跨学科研究的可能性，最好将学科领域全选，否则会造成漏检。

（3）统一检索平台　学术总库提供统一的检索平台，并根据本总库文献特征，提供快速检索、标准检索、高级检索、引文检索、作者发文检索等10种检索方式。

（4）总库文献出版报表　检索平台提供包含本子库各个数据库的文献来源、文献量、收全率、当日产出文献等数据的出版总报表，帮助用户了解本总库内文献分布情况、文献来源状况以及最近更新的文献信息。利用出版报表，还可了解某个专业的文献出版情况。①在首页左侧导航中选择您想了解的学科领域。②点击文献出版报表表头的"显示"按钮，报表内容将变为所需学科的文献出版情况。

2. 检索方式和实施

CNKI 在检索方面主要提供快速检索、高级检索、专业检索、作者发文检索、科研基金检索、句子检索和来源期刊检索多种方式。

（1）快速检索　快速检索也叫初级检索，学术总库的快速检索不是在文献的题名、摘要、关键词里检索，而是类似 CNKI 搜索引擎的智能检索。系统能够对用户一个简单的搜索请求做全方位的智能解析，返回最相关、最重要的文献。在检索结果页面上，再利用对结果的相关度或时间排序和学科分组或关键词分组，找出最需要的文献。其操作实施如下：

首次登录成功点击左上角"期刊"（图 4-5）。

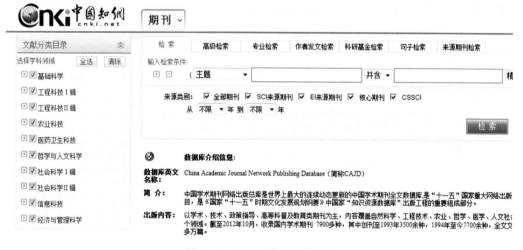

图 4-5　CNKI 快速检索界面

1）在网页左上侧"文献分类目录"下属的"选择学科领域"中，点击"清除"，然后再点击"医药卫生科技"栏，或者根据需要选择几个专题，也可以点击"全选"，将所有学科全部囊括其中。

2）根据布尔逻辑检索方式，依据检索词之间的逻辑关系进行组合检索。在检索时可根据检索词的多少增加或删除检索行。点击"输入检索条件"下方的"＋"增加一检索行，"－"删除一检索行（图 4-6）。

3）通过点击"输入检索条件"下的倒三角符号，选择相应的检索项，并在右边的空白框中输入检索词。常用的检索词主要有以下几个：

①主题：复合检索项，由篇名、关键词、摘要三个检索项组合而成。在中英文篇名、中英文关键词、中英文摘要中进行检索。

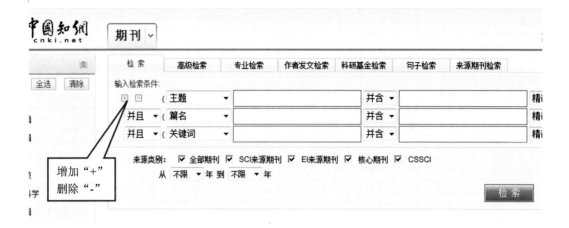

图 4 - 6　增加或删除检索行界面

②篇名：是数据库收录期刊中文章的题名，在中文篇名、英文篇名中进行检索。如点击"篇名"，在右边空白框中输入"针灸治疗神经性耳聋"，再点击"检索"即可出现检索结果（图 4 - 7）。

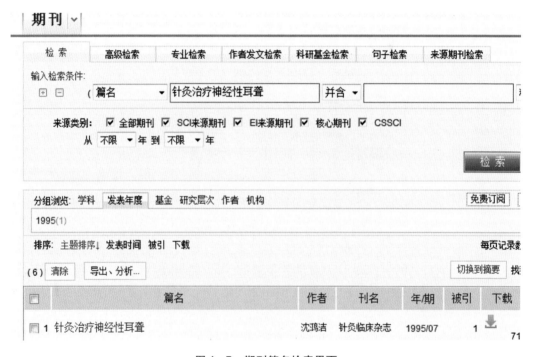

图 4 - 7　期刊篇名检索界面

③关键词：关键词是所要检索的文献的核心，它可以是中文、英文，也可以是中英文的混合体。通常所说的关键词有两类：一是由系统根据一定的运算规则从文章内容中自动提取出来的；另一类是在文章的正文之前由作者根据文章内容专门提炼出来的。比如要检索针灸治疗神经性耳聋的文章，可在检索项中选择"关键词"，然后输入"针

灸"，并含"耳聋"（图4-8），点击检索，便可得到所需文献。

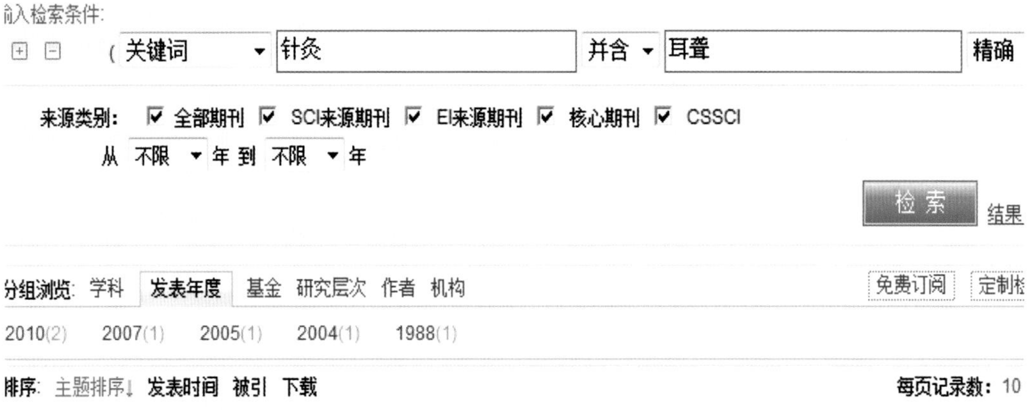

输入检索条件：

⊞ ⊟ （ 关键词　▼ 针灸　　　　　　　　并含 耳聋　　　　　　　　精确

来源类别：☑ 全部期刊 ☑ SCI来源期刊 ☑ EI来源期刊 ☑ 核心期刊 ☑ CSSCI
　　　　从 不限 ▼ 年 到 不限 ▼ 年

检索 结果

分组浏览：学科　**发表年度**　基金 研究层次 作者 机构　　　　　　免费订阅 定制检

2010(2)　2007(1)　2005(1)　2004(1)　1988(1)

排序：主题排序↓ 发表时间 被引 下载　　　　　　　　　　　每页记录数：10

图4-8　关键词检索界面

④作者：当需要了解作者的著作情况时，可以点击"作者"，并输入作者的中文名，或作者汉语拼音名，或作者英文名等进行检索。

除上述检索项外，还可以选择"摘要"、"单位"、"刊名"进行相应的检索。

⑤检索限制：当输入检索项后发现搜索到的文献较多，或者对文献的内容有一定的要求时需要对文献进行相应的限制，目前最常用的有限定时间范围和限定来源类别。当搜索到的文献较多，或者想对某一文献的特定时间进行研究时，通常需要对时间进行限定。中国知网收录的一些期刊文章最早可以追溯到1994年，起止年份可以从下拉菜单中进行选择。例如检索"2012年以来关于针灸治疗耳聋的文献"，可输入2012至2013年（图4-9），从图中我们可以看到2012年以来有关针灸治疗耳聋的文献有17篇。此外，还可以利用检索下方分组浏览中的"发表年度"对文章的年限进行设置。

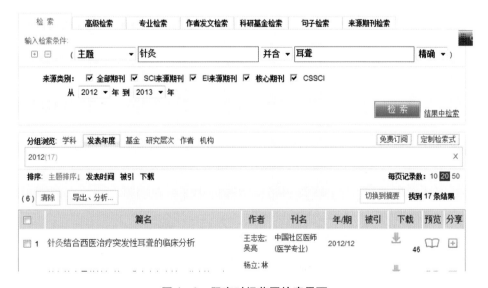

图4-9　限定时间范围检索界面

限定来源类别既可以直接输入刊名或中图分类号，也可在检索条件的下方选择期刊来源类别，选择项主要有全部期刊、SCI 来源期刊、EI 来源期刊、核心期刊和 CSSCI 五个方面。

（2）高级检索　在快速检索页面点击第一行的"高级检索"，进入高级检索页面（图 4 - 10）。

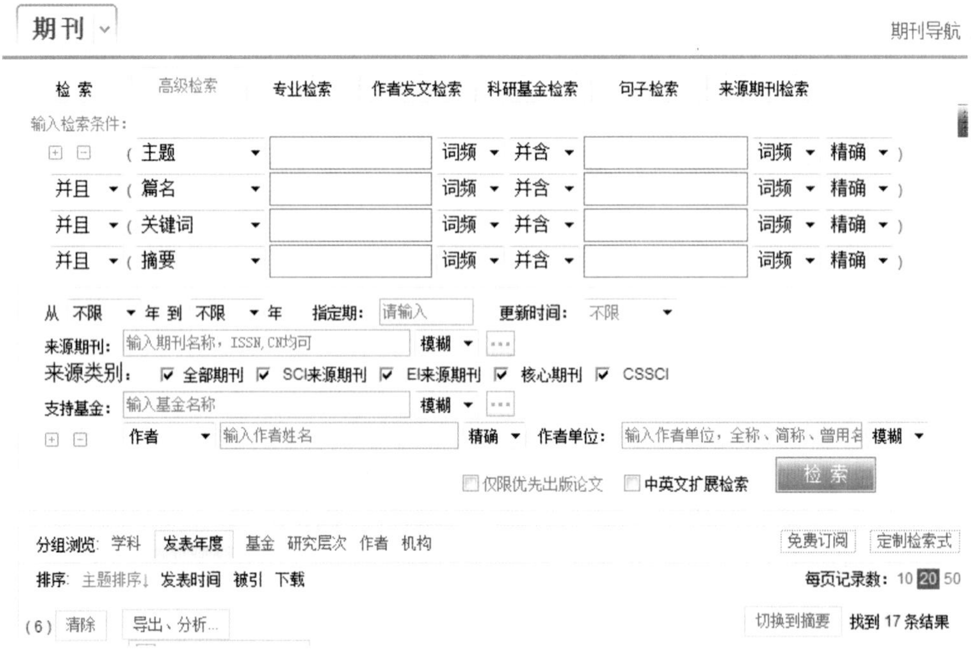

图 4 - 10　CNKI 期刊高级检索界面

与快速检索相比，高级检索为目标文献内容特征的检索提供了更多的检索项。因此，在进行逻辑组合中，需要注意选用正确的组合方法，以保证检索结果的精准。在高级检索中可以利用各检索项从上到下的检索顺序，逐步缩小检索范围，从而实现检索的精准性。其中在"词频"中可以根据对文献的要求选择"精确"或"模糊"。在时间限定中，高级检索多了一项"指定期"和"更新时间"；在来源期刊中，高级检索提供的中英文期刊有 7947 条（图 4 - 11）。

在"支持基金"选项里面（图 4 - 12），中国知网提供了 997 条记录，用户可以在检索项里点击相应的"基金名称"进行选择，也可输入与基金有关的检索词进行搜寻。

在作者选项里面，高级检索还提供了"第一作者"和"作者单位"两个检索项，方便用户迅速而准确地查找到需要的文献资料。

（3）专业检索　专业检索使用的是逻辑运算符和关键词构造检索式进行检索，用于专业人员查新、信息分析等。在使用时，点击"专业检索"，进入检索页面（图 4 - 13）。在进行专业检索时，一般首先要在"学科领域"选择检索范围，然后根据"检索字段"说明，填写检索表达式，然后点击"检索文献"。也可以根据"发表时间"来对文献资料进行筛选。

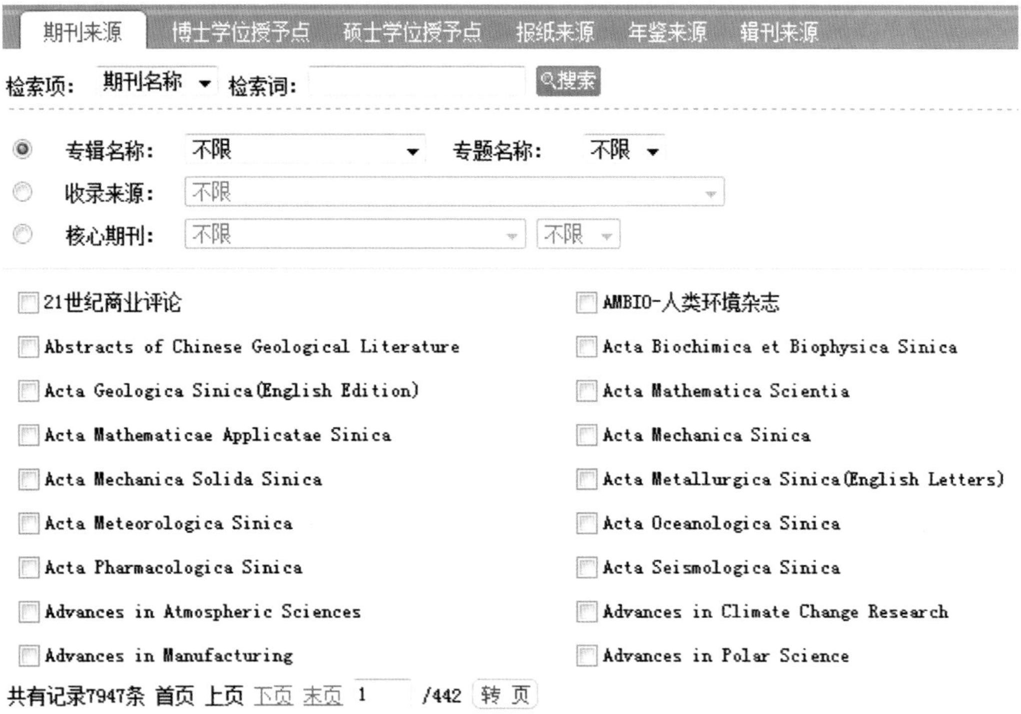

图 4 - 11　高级检索中期刊来源检索项界面

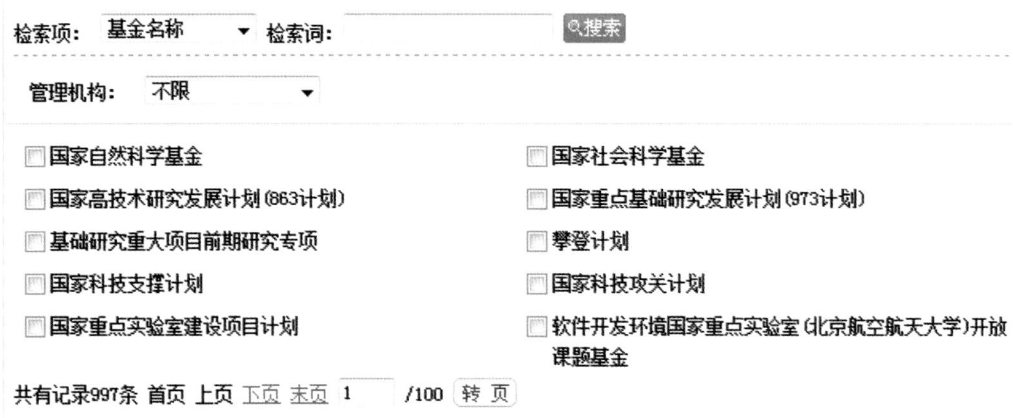

图 4 - 12　"支持基金"选项界面

（4）作者发文检索　点击"作者发文检索"，进入检索页面（图 4 - 14）。可以根据作者的姓名和单位进行检索，也可以根据第一作者的姓名进行检索。

（5）科研基金检索　点击"科研基金检索"，进入检索界面（图 4 - 15）。科研基金检索是专门用来检索相关基金项目的，可以直接输入基金名称，也可以在"精确"按钮下拉选项中，选择想要查询的基金，点击"检索"即可。

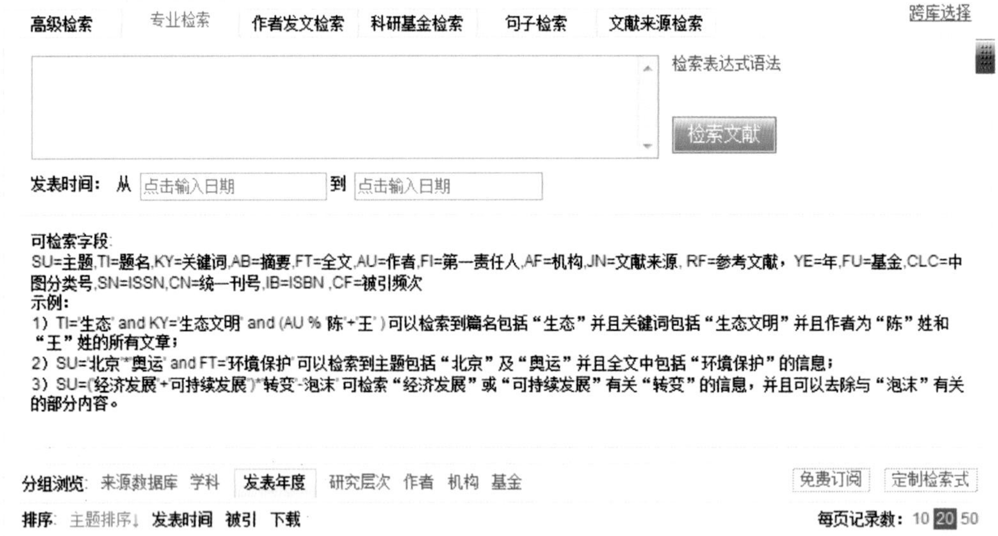

高级检索　专业检索　作者发文检索　科研基金检索　句子检索　文献来源检索　　　跨库选择

检索表达式语法

检索文献

发表时间：从 [点击输入日期]　到 [点击输入日期]

可检索字段：
SU=主题,TI=题名,KY=关键词,AB=摘要,FT=全文,AU=作者,FI=第一责任人,AF=机构,JN=文献来源, RF=参考文献，YE=年,FU=基金,CLC=中图分类号,SN=ISSN,CN=统一刊号,IB=ISBN ,CF=被引频次
示例：
1）TI='生态' and KY='生态文明' and (AU % '陈+王') 可以检索到篇名包括"生态"并且关键词包括"生态文明"并且作者为"陈"姓和"王"姓的所有文章；
2）SU='北京'*'奥运' and FT='环境保护' 可以检索到主题包括"北京"及"奥运"并且全文中包括"环境保护"的信息；
3）SU=(经济发展+可持续发展)*转变-泡沫 可检索"经济发展"或"可持续发展"有关"转变"的信息,并且可以去除与"泡沫"有关的部分内容。

分组浏览：来源数据库 学科 **发表年度** 研究层次 作者 机构 基金　　　　　[免费订阅] [定制检索式]
排序： 主题排序↓ 发表时间 被引 下载　　　　　　　　　　　　每页记录数：10 **20** 50

图 4－13　CNKI 专业检索界面

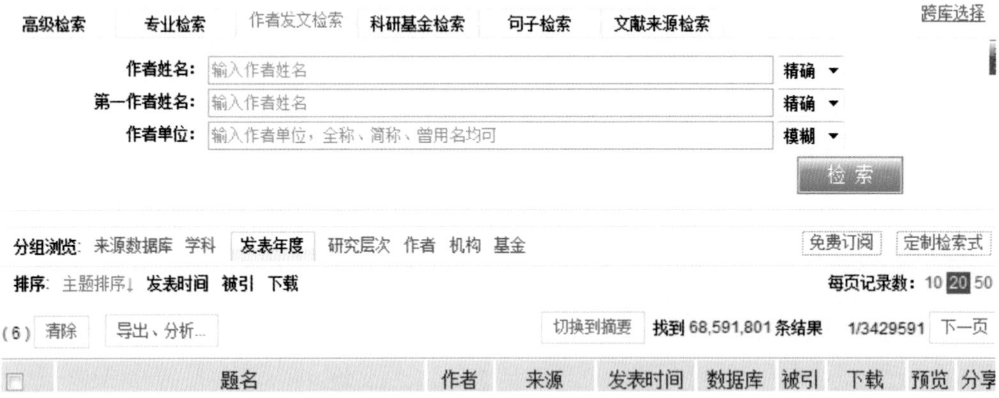

高级检索　专业检索　作者发文检索　科研基金检索　句子检索　文献来源检索　　　跨库选择

作者姓名：[输入作者姓名]　　　　　　　　　　　　　　　精确 ▼
第一作者姓名：[输入作者姓名]　　　　　　　　　　　　　精确 ▼
作者单位：[输入作者单位, 全称、简称、曾用名均可]　　　　模糊 ▼

检 索

分组浏览：来源数据库 学科 **发表年度** 研究层次 作者 机构 基金　　　　　[免费订阅] [定制检索式]
排序： 主题排序↓ 发表时间 被引 下载　　　　　　　　　　　　每页记录数：10 **20** 50

(6) [清除] [导出、分析...]　　　　　[切换到摘要] 找到 68,591,801 条结果　1/3429591 [下一页]

□	题名	作者	来源	发表时间	数据库	被引	下载	预览	分享

图 4－14　作者发文检索界面

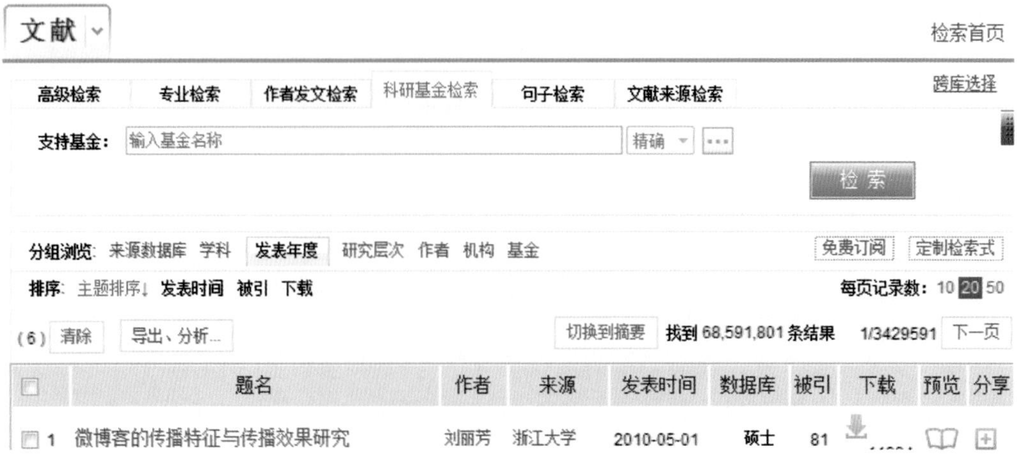

文献 ∨　　　　　　　　　　　　　　　　　　　　　　　　　检索首页

高级检索　专业检索　作者发文检索　科研基金检索　句子检索　文献来源检索　　　跨库选择

支持基金：[输入基金名称]　　　　　　　　　　　　　精确 ▼ [...]

检 索

分组浏览：来源数据库 学科 **发表年度** 研究层次 作者 机构 基金　　　　　[免费订阅] [定制检索式]
排序： 主题排序↓ 发表时间 被引 下载　　　　　　　　　　　　每页记录数：10 **20** 50

(6) [清除] [导出、分析...]　　　　　[切换到摘要] 找到 68,591,801 条结果　1/3429591 [下一页]

□	题名	作者	来源	发表时间	数据库	被引	下载	预览	分享
□ 1	微博客的传播特征与传播效果研究	刘丽芳	浙江大学	2010-05-01	硕士	81	⬇	📖	⊞

图 4－15　科研基金检索界面

（6）句子检索　中国知网提供的"句子检索"见图4-16。

| 高级检索 | 专业检索 | 作者发文检索 | 科研基金检索 | 句子检索 | 文献来源检索 | 跨库选择 |

⊞ ⊟ 　在全文 同一句 ▼ 话中，含有 _____ 和 _____ 的文章

检 索

图4-16　句子检索界面

（7）文献来源检索　"文献来源检索"见图4-17。

| 高级检索 | 专业检索 | 作者发文检索 | 科研基金检索 | 句子检索 | 文献来源检索 |

文献来源：输入来源名称　　　　　　　　　　　　　　　模糊 ▼ ···

检 索

图4-17　文献来源检索界面

（五）检索结果的处理

1. 检索结果的显示

（1）题录格式　执行检索后，页面第一部分显示"分组浏览"，点击学科、发表年度、基金、研究层次、作者、机构等来查看文献的情况；第二部分是对所有查找到的显示方式进行"排序"，可以根据主题进行排序，也可以根据发表时间、被引、下载等将所有的检索结果以不同方式进行显示。第三部分是文献区域，在这里可以看到文献的基本信息，如篇名、作者、刊名、下载等信息。此外，在左侧的工具栏还有文献搜索后的第四部分，可以看到与文献相关的情况，其中包括来源类别、所属期刊、关键词及用户检索历史（图4-18）。

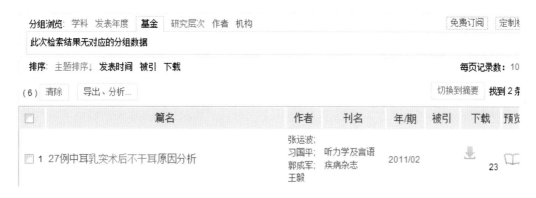

图4-18　题录显示界面

（2）文摘格式　点击题录中的篇名即显示该篇文献的摘要信息，通过阅读摘要可粗略了解文章的信息（图4-19）。

27例中耳乳突术后不干耳原因分析

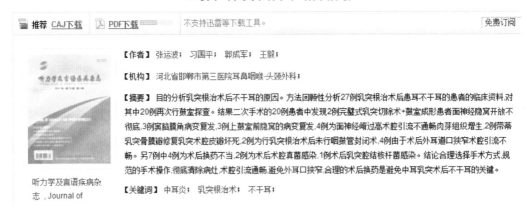

图 4 - 19 文摘显示界面

2. 检索结果的保存及输出

中国知网提供了4种保存格式，分别为简单格式、详细格式、引文格式和自定义格式。题录保存操作全过程在检索结果简单页面完成。系统允许在一个题录文件中最多保存50条题录（图 4 - 20）。

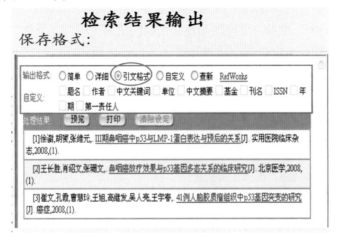

图 4 - 20 检索结果的保存和输出界面

保存题录的操作步骤：选择题录（全选、单远）→存盘→选择存盘格式（简单、详细、引文、自定义）→预览→打印（或复制保存）。

3. 全文下载及浏览

中国知网的系统提供两种途径下载浏览全文：一是从概览页点击题名前的"下载"项，下载浏览 CNKI 格式（CAJ 格式全文）；二是从细览页点击下载 CAJ 格式或者 PDF 格式全文。

4. 文字复制和图像识别

当双击下载的文献资料时，先前下载的 CAJ Viewer 7.1 会自动启用。CAJ Viewer 专用阅读器是经常使用的，功能有两个：文字复制和图像识别（图 4 - 21）。

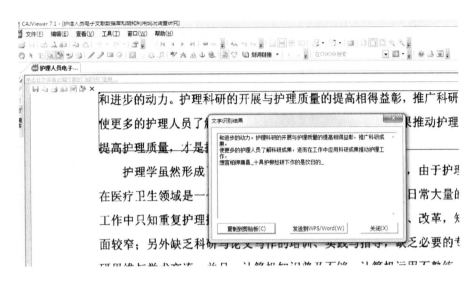

图 4 - 21　CAJ Viewer 专用阅读器常用功能界面

（1）文字复制　打开 CAJ 文件，点击工具栏上的 ![TE] 使其处于选中状态，在页面区域按住鼠标左键进行拖动，被高亮度显示的文本就是被选中的文本，可以使用工具栏上的 ![按钮] 按钮把结果复制到剪贴板或相应的 Word 文档中，也可以直接使用快捷键 Ctrl + C 来复制。

（2）图像识别　CAJ Viewer 专用阅读器一般都支持在线文字识别。可以把图像上的文字转换成文本格式，然后再对文本进行编辑处理。首先用工具栏上的"图像选择"选中要识别的内容，然后再点击"文字识别"按钮对所选择的图像进行识别。

第二节　万方数据资源系统

一、简介

万方数据资源系统由北京万方数据股份有限公司开发研制，1997 年 8 月在 Internet Web 上推出，是 Internet Web 上一个大型综合权威的信息资源系统，网址 http：// www. wanfang - data. com. cn。它以科技信息为主，集经济、金融、社会、人文等各行业领域信息于一体，为科研机构、机关企业、学校团体提供多层面、全方位的信息服务，内容丰富，形式多样，在国内外具有很大影响。万方数据股份有限公司是在原科技部中国科技信息研究所直属的万方数据（集团）公司基础上，由中国科技信息研究所联合山西漳泽电力股份有限公司、北京知金科技投资有限公司、四川省科技情报研究所、科技文献出版社等 9 家单位共同发起成立的高新技术股份有限公司，专门从事技术、经济类数据库和各种电子出版物的开发研制、出版发行，进行以数据库建设为核心的信息资源建设与咨询服务，并提供集软件开发、系统集成及网络增值服务为一体的全面信息解决方案。现已推出 9 大类 100 多个数据库，形成了国内外颇具影响的万方数据系列。其代表产品《中国企业、公司及产品数据库》（CECDB）已于 1995 年进入著名的 Dialog 系统，向全世界提供服务，以该库为基础与美国 Elite International Group 联合开发的中国商务信息（Chinese Business Information）光盘数据库也已打入欧美市场。

（一）万方数据资源系统的组成

1. 科技信息子系统

科技信息子系统主要包括学位论文、会议文库、科技文献、成果专利、科技名人、政策法规、中外标准、科教机构等资源，有自然科学学位论文文摘，会议论文全文；两院院士等 16000 多名科学家和工程师；国家、地区及行业法律法规、政策管理信息；国务院标准、国家标准及其他各国标准；中国内地和台湾地区科研院所、高等院校、信息机构。

2. 数字化期刊

数字化期刊是国家"九五"重点科技攻关项目，也是万方数据资源系统的重要组成部分，目前已经集纳十几大类 100 多个类目 5800 多种期刊，包括 2500 种科技核心期刊和 500 种社科类核心期刊的全文内容上网。其中，绝大部分是进入科技部科技论文统计源的核心期刊，成为 Internet 上展示传播中文期刊的重要窗口。

3. 商务信息子系统

商务信息子系统以开展电子商务和为中小企业提供信息为目的，面向用户推出工商资讯、经贸信息、成果专利、检索、统计、注册、客户信息管理、在线交易、咨询等服务内容。如"中国企业、公司及产品数据库"（CECDB），至今已录入 96 个行业 30 万家企业通信信息，20 万家企业详细信息，2 万家企业样本信息，14 万家企业中英文对照信息，成为国内最具权威的企业综合信息库，为中国电子商务提供了一个全新的网上商业交易平台。

4. 万方数据医药信息系统

万方数据医药信息系统是建立在万方庞大数据群之上，汲取了万方数据科技信息、商务信息和数字化期刊三大系统以及外部权威合作机构有关医药方面的海量信息，重新整合成的个性化信息产品。该数据库收录了 1998 年以来的中国医药科技期刊及部分相关学科期刊 1218 种，累计文献量 240 万余篇。其内容覆盖国内医药卫生、生物科学以及相关学科，数据每周更新，提供光盘、镜像和网络等多种形式的服务。海量的、类型齐全的数据资源是万方数据库向各类医药卫生用户提供文献服务的基础，雄厚的技术实力是万方数据库向全国医疗卫生单位和人员提供服务的基本手段。通过网络在线数据服务，可面向全国各级各类医院、医药院校、医药和保健品生产企业、经销企业提供及时准确和内容丰富的生物医药信息，用户可以随时随地获取自己所需的各种医药卫生信息，满足其在学习、工作、业务、管理等方面的信息需求。近年来的服务质量和服务水平更是有目共睹，已得到全国图书情报界和医药卫生界广大科技人员的一致认可。

（二）主要数据库

1. 中国企业、公司及产品数据库（CECDB）

该数据库始建于 1988 年，由万方数据联合国内近百家信息机构共同开发。经过 20 版的更新和扩充，现收录 96 个行业 30 万家企业的详尽信息。1995 年，该数据库被纳入世界著名的联机检索系统——美国 Dialog，向全球提供联机检索服务。其主要检索字段有企业名称、机构类型、企业性质、商标、产品或经营项目、地区、注册资金、职工人数、负责人、英文产品信息、标准工业代码、国际行业代码等。此外，每条记录还包括企业邮码、电话、传真、E-mail、域名、成立年代、年产值、利润、固定资产、营业额、创汇额、技术人数、进出口权、产品出口国家、上级单位、企业占地面积、厂房办公面积、机构简介等信息。

2. 中国学术会议论文数据库（CACP）

该数据库收录了 1985 年以来国家级学会、协会、研究会组织召开的全国性学术会议论文，覆盖自然科学、工程技术、农林、医学等领域，每年涉及 600 多个重要的学术会议，新增论文 3 万篇。该数据库以《汉语主题词表》为叙词表，按照《中国图书资料分类法》分类，大部分论文附有摘要。主要检索字段有论文名称、作者姓名、作者单位、会议名称、主办单位、母体文献名、出版单位、出版地、中图分类号、关键词、文摘等。

3. 中国学位论文数据库（CDDB）

中国科技信息研究所是国家法定的学位论文收藏机构，该数据库依此构建，1995 年始建，收录了 1980 年以来我国自然科学领域的博士、博士后及硕士论文 27 万余篇，每年增加 3 万篇。主要检索字段有论文题名、作者、专业、授予学校、导师姓名、馆藏号、文摘、分类号、关键词、授予学位单位、原文馆藏号码、中图分类号、文摘语种、出版时间等。

4. 中国科技文献数据库（CSTDB）

由万方数据公司联合 40 多个科技信息机构共同开发研制，收录了近几年的数据，国内外公开发表的科技论文 280 万篇。主要检索字段有题名、作者、英文题名、并列题名、馆藏信息、卷期年、文摘、分类号、主题词。

5. 科技论文统计与引文分析数据库（CSTPC）

该数据库建于 1989 年，以中国科技信息研究所历年开展的科技论文统计分析工作为基础，数据来源于国内 1200 多种科技类核心期刊及国家科技部年度发布的科技论文与引文的统计结果，可用于查询科技论文及论文被引用情况。现已收录论文 122 万篇，引文 132 万次，且每年增加，分论文统计和引文分析两部分，集文献检索与论文统计分析于一体。论文部分主要检索字段有题名、作者、刊名、作者单位等。引文部分主要检索字段有被引题名、被引作者、刊名、被引作者单位、被引学科分类、被引作者地区、被引基金类型等。

6. 中国科技成果数据库（CSTAD）

始建于 1986 年，数据主要来源于 1978 年后历年各省、市、部委鉴定后上报国家科技部的科技成果及星火科技成果，包括新技术、新产品、新工艺、新材料、新设计，涉及化工、生物、医药、机械、电子、农林、能源、轻纺、建筑、交通、矿冶等多个专业领域。到 2001 年收录成果已达 24 万余条，每年新增 2 万条，是国家科技部指定的新技术、新成果查新数据库。主要检索字段有项目年度编号、成果项目名称、省市、研制单位名称、研制单位地址、研制人姓名、技术水平、成果简介、成果鉴定部门、成果鉴定时间、成果转让情况、中图分类号、关键词等。

7. 中国科技名人数据库

该库是我国第一部以 CD－ROM 形式出版的科技名人录，收录中国科学院院士、中国工程院院士等我国著名科学家，主要检索字段有姓名、论文专著、技术职称、出生地、专业领域、获奖情况、成就、本人介绍、主题词。

8. 行政法规数据库

拥有记录 3 万多条，主要检索字段有法规名称、起草机构、文号、发布单位、发布时间、主题词、文摘、正文内容、关键词等。

9. 中国国家标准数据库

拥有记录 2 万多条，主要检索字段有标准名称、英文名称、原文名称、标准号、起草单位、发布日期、分类号、标准分类号、主题词。

10. 中国实用新型专利数据库

拥有记录 50 多万条，主要检索字段有专利名、申请号、申请日、公告号、公告日、专利分类号、优先权、申请人、发明人、内容简介、主题等。

11. 中国科研机构数据库

拥有记录近万条，主要检索字段有机构名称、机构曾用名、重点实验室、负责人、获奖情况、地址、研究范围、技术推广、产品信息、学科归类、关键词。

这些数据库都有检索字段、全文、上网日期。其中，万方数据医药信息系统是国内最具权威的中文生物医学期刊数据库之一。

（三）万方数据资源系统的主要特点和功能

1. 方便的浏览功能

只要拥有联网终端，直接采用国际通用浏览器，无需任何专用软件就可随时阅读有关刊物，查阅有关信息。一些公式、符号繁杂的文章辅以原样显示，采用国际通行的 PDF 格式，便于浏览。

2. 超文本链接功能

链接有大量科技期刊或相关专业信息，可使用户方便、快捷地查找到更多所需信息，并且为链接查找参考文献创造了条件。

3. 检索查询功能

按中英文的标题、作者、摘要、关键词等检索，采用布尔逻辑方式在指定年份内精确查询，二次检索功能可提高查询准确性。

4. 编辑延伸功能

可以实现读者、作者及编者间的互动交流，形成 Internet 国际学术论坛。

5. 订阅计账功能

面向最终用户对全文内容实现有偿服务，系统按年订阅刊物（编辑部定价）或查询篇数（统一定价）计费，所得收益与编辑部及其作者利益共享。

6. 科技论文统计功能

系统拥有论文和引文统计模块，2000 年科技部中国科技论文统计与分析工作在期刊上网的同时，对文献计量字段进行了自动抽词建库，加快了科技论文统计分析发布周期。

7. 虚拟编辑功能

上网期刊附设相应网址和主页，可在网上发布公告，实现网上投稿、组稿、审稿、编辑、出版和发行。

二、万方数据资源库的使用

2005 年以前，万方的用户普遍使用账户、密码和本地 IP 频段的方式从万方数据公司获取全文。这种用户管理方式存在的问题是，传输数据量大，传输速度受到网络带宽限制，并时有中断。建立镜像站点则能够为用户提供高速访问和无限制下载等服务。2005 年以来，万方数据公司根据用户的实际情况相继采用了索引或题录更新数据的方式，首先在广东省高校和华东部分高校安装了网上全文索引更新数据库。这种方式增加容量小，便于图书馆下载索引或题录数据做成本地镜像，而且操作简便，用户可实现不停机更新。DVD 光盘更新，满足了用户更新方式多样化的需要。同时，万方数据库使用通用的 Acrobat Reader 浏览器，方便用户打印。从打开的页面上看，制作也比较精细，受到越来越多用户的青睐。

万方数据资源库的使用方法主要分为以下五个步骤（图 4 - 22）：

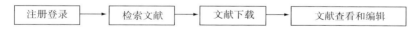

图 4 - 22　万方数据资源库使用步骤

（一）注册登录

注册万方数据可以方便地浏览、下载多种文献资源，同时能够帮助用户更好地保存购买历史和充值记录，还可以享受个性化服务。首先输入万方数据资源系统主页 http：// www. wanfangdata. com. cn，也可以通过百度查找然后打开（如图 4 - 23）。

1. 点击页面右上方的"免费注册"按钮，打开注册页面（图 4 - 24）。

2. 填写注册信息，必须完整填写，其中用户邮箱用于找回密码，需填写常用邮箱。

3. 阅读"万方数据用户服务协议"，确认无误后提交。

4. 注册后直接登录或记牢用户名和密码，在需要查询时登录。

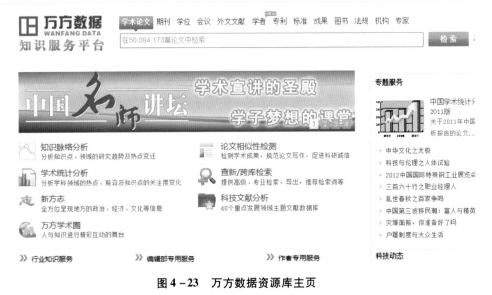

图 4 - 23　万方数据资源库主页

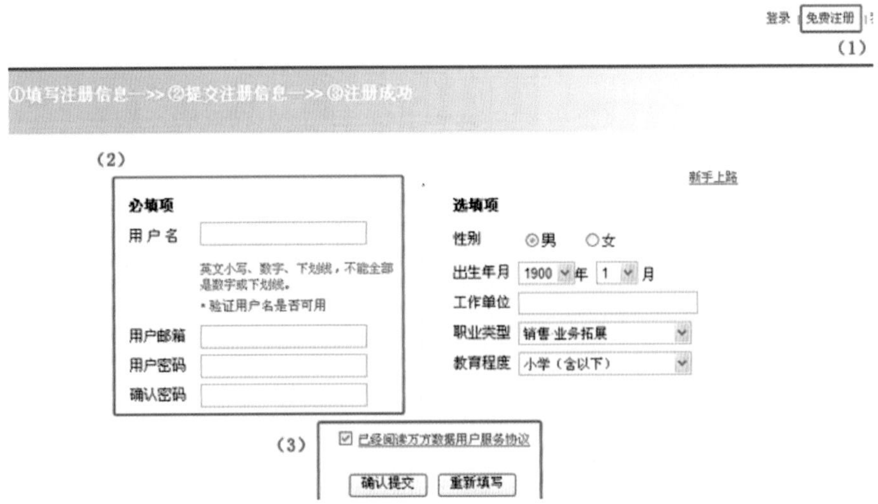

图 4 - 24　万方数据资源库注册界面

(二) 检索文献

万方数据资源库的检索有基础检索、高级检索和专业检索三种。

1. 基础检索

在主页面登录后在检索对话框内直接输入关键词,点击"检索"(图 4 - 25),如果对搜索的文献不满意,还可以选择二次文献检索或者按照学科、论文类型、发表时间、期刊等多种方式对初次检索到的结果进行分类(图 4 - 26)。当找到所需要的文献以后点击"查看全文"或者"下载全文"(图 4 - 27)。

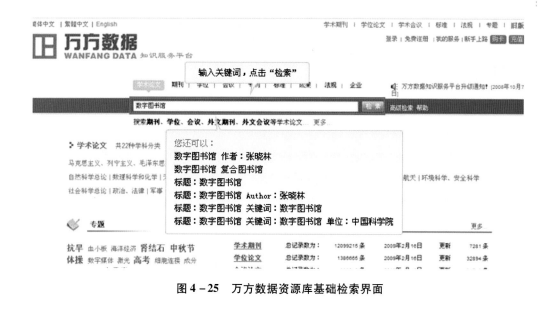

图 4 - 25 万方数据资源库基础检索界面

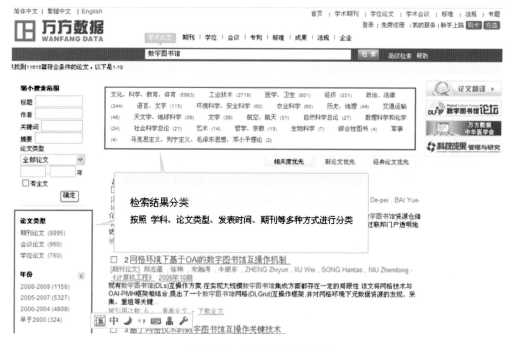

图 4 - 26 检索结果分类界面

2. 高级检索

高级检索较基础检索较为复杂一些，但检索到的文献资料更为精确。

（1）进行高级检索 打开万方数据资源系统主页，在"用户登录"区输入"用户名"、"口令字"，"登录"后点击"高级检索"，进入高级检索主页面（图 4 - 28）。

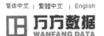

简体中文 │ 繁體中文 │ English

首页 │ 学术期刊 │ 学位论文 │ 学术会议 │ 标准 │ 法规 │ 专题
登录 │ 免费注册 │ 我的服务 │ 新手上路 │阳光卡│充值

>> 首页 > 学术期刊 > 计算机工程 > 2008年1期 > 基于网格的联邦数字图书馆

相似文献   参考文献   引证文献

论文翻译 ▶

DLF 数字图书馆论坛

万方数据
中华医学会

基于网格的联邦数字图书馆
Grid-based Federated Digital Library

查看全文 下载全文 导出

★ 添加到浏览器收藏夹

YAHOO! 添加到雅虎收藏*

添加到百度搜藏

介绍了一种联邦数字图书馆结构,它通过对网络中数字图书馆资源进行一定的服务封装形成数字图书馆资源仓储节点,在此基础上运用网格思想对仓储节点进行整合,形成数字图书馆资源联邦。使用用户能够通过联邦门户透明地访问联邦中所有数据仓储节点中的图书馆数据资源。为了满足专业化、个性化数字图书馆建立的需求,联邦提供了以检索为基础的个性化数字图书馆实例的动态定制服务。

相关检索词

web站点 **查询服务**
定制信息 **分布式空**
间信息 **服务共享**
服务集成 服务结构模
型 **服务实例** 服务
资源 共享管理系统
共享系统 面向用
户 内容管理 数字
图书馆体系 **数字图**
书馆网络 数字图书
馆系统 统一检索

作　者：　侯骏 王永剑 铁德沛 白跃彬 王克 HOU Jun WANG Yong-jian QIAN De-pei BAI Yue-bin WANG Ke

作者单位：　北京航空航天大学计算机学院中德软件技术联合研究所,北京,100083

刊　名：　计算机工程

英文刊名：　COMPUTER ENGINEERING

年,卷(期)：　2008 34(1)

分类号：　N945

关键字：　数字图书馆　网格　服务　数字图书馆定制

机标分类号：　TP3　G43

机标关键字：　网格思想　联邦数字图书馆　数字图书馆资源　数字图书馆结构　节点　个性化　数据仓储　数据资源　基础

图4-27　检索结果下载界面

万方数据
WANFANG DATA 查新/跨库检索
知识服务平台 Novelty Search

| 选择文献类型 | 高级检索 | 专业检索 |

| ☑期刊论文 ☑学位论文 |
| ☑会议论文 ☑外文期刊 |
| ☑外文会议 ☑学者 |
| □中外专利 □中外标准 |
| □科技成果 □图书 |
| □法律法规 □机构 |
| □专家 □新方志 |

⊞ ⊟ 全部 ▼ 模糊 ▼
全部 ▼ 模糊 ▼
全部 ▼ 模糊 ▼
☑ 不限 ▼ - 2013年 ▼ **检索**

推荐检

欢迎使用万方数据查新咨询服务中心!
您可以通过系统给您提供的各种检索以及辅助分析工具,对查新点的新颖性进行查证。

确定检索词,您可以:
■ 提供一段文本(比如科学技术要点),由系统给您推荐检索词
确定检索策略,您可以:
■ 使用"主题"字段检索:主题字段包含标题,关键词,摘要

如果您有任何意见和建议

图4-28　高级检索界面

(2)在"选择文献类型"项目栏里面选择相应的文献　选择的文献类型有期刊论文、会议论文、学位论文、外文会议、外文期刊、学者、中外专利、中外标准、科技成果、图书、法律法规、机构、专家和新方志共14种类型。

(3)选择检索字段　万方数据库的主要检索词包括三个部分:一是常用部分,包括题名、主题、关键词、摘要、作者及作者单位;第二部分是针对学位论文设置的,其

中有学位论文的授予单位、专业及导师；第三部分是针对会议论文设置的，有会议名称、会议的主办单位及会议 ID；第四部分是外文类，主要有外文期刊的刊期、外文期刊来源及外文会议名称。如果对检索词把握不准的话，可以点击检索区右下方的"推荐检索词"（图 4 - 29）。

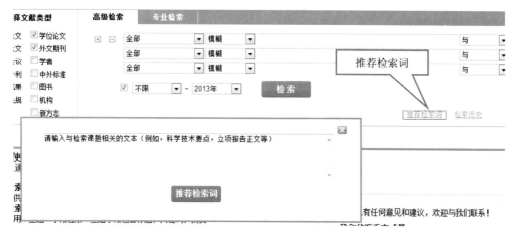

图 4 - 29　推荐检索词界面

在"推荐检索词"对话框内输入与检索课题相关的文本，例如想了解针灸对神经性耳聋的治疗效果，可以在对话框中输入相关文字："神经性耳聋的治疗方法，针灸的疗效，针灸治疗耳聋的效果，哪个专家最好"。然后点击"推荐检索词"，系统会给出结果（图 4 - 30）。

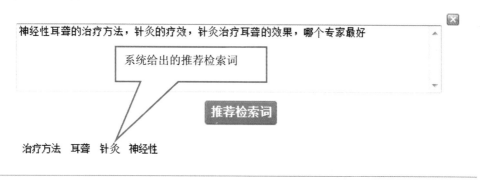

图 4 - 30　推荐检索词检索功能界面

（4）输入检索词　在文本框中输入检索词，选择逻辑运算符，确定运算之间的关系。选项有"与"、"或"、"非"三种。

（5）勾选限定年份范围　选择项前的复选框，点击年限，下拉列表框，选择起始年份或"不限"，然后点击"检索"。

3. 专业检索

点击"专业检索"进入专业检索页面（图 4 - 31），检索步骤与基础检索相同，只是将含有空格或其他特殊字符的单个检索词用引号（""）括起来，多个检索词之间根据检索词进行"与"、"或"、"非"逻辑运算。

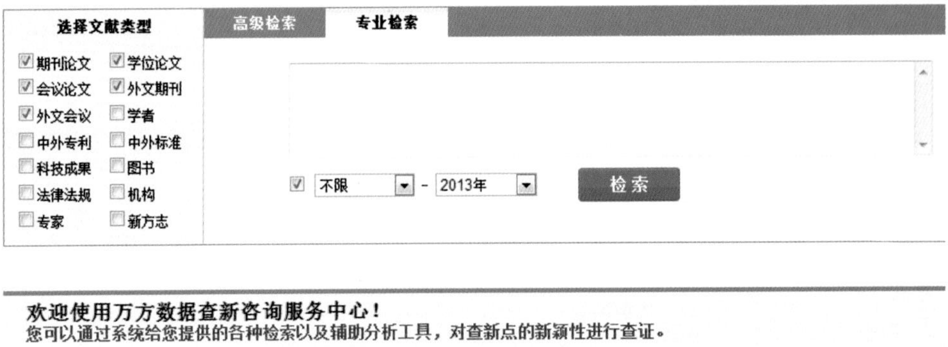

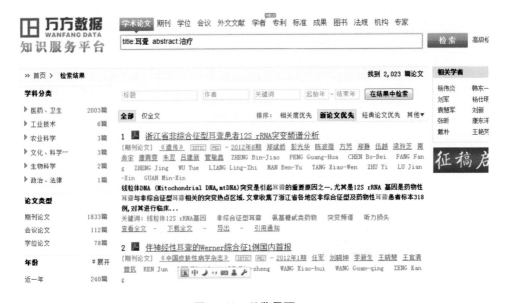

图 4 – 31 专业检索界面

4. 检索结果的查看和处理

（1）总览页面的查看 为点击搜索后直接看到的页面（图 4 – 32），主要分为二次检索区和结果显示区。如对耳聋治疗效果的查询，在结果显示区可以看到本次的查询总数为2023 篇论文；在结果的显示方面，可以按照相关度优先、新论文优先及经典论文优先等方式对检查结果进行排序。当点击相应的按钮时，系统会根据选择对文献结果进行排序后的显示。比如选择了"新论文优先"，可以看到关于耳聋治疗的最新研究是 2012 年 6 月发表在《遗传》杂志上的，以后的文献是按照时间顺序由前往后逐步下移呈现的，供用户选择。从结果显示区可以看到文章发表的刊物、刊期、发表的时间、作者及文章的简单信息；在左侧的二次检索区，有学科分类、论文类型、年份等选择项供二次筛选。

图 4 – 32 总览界面

（2）细览页面的查看 为点击文章名称时所出现的页面（图 4 – 33）。细览页面主要包括文章摘要、作者情况（包括作者姓名、单位）、期刊情况（包括刊名、年、卷等）及参考文献等信息。

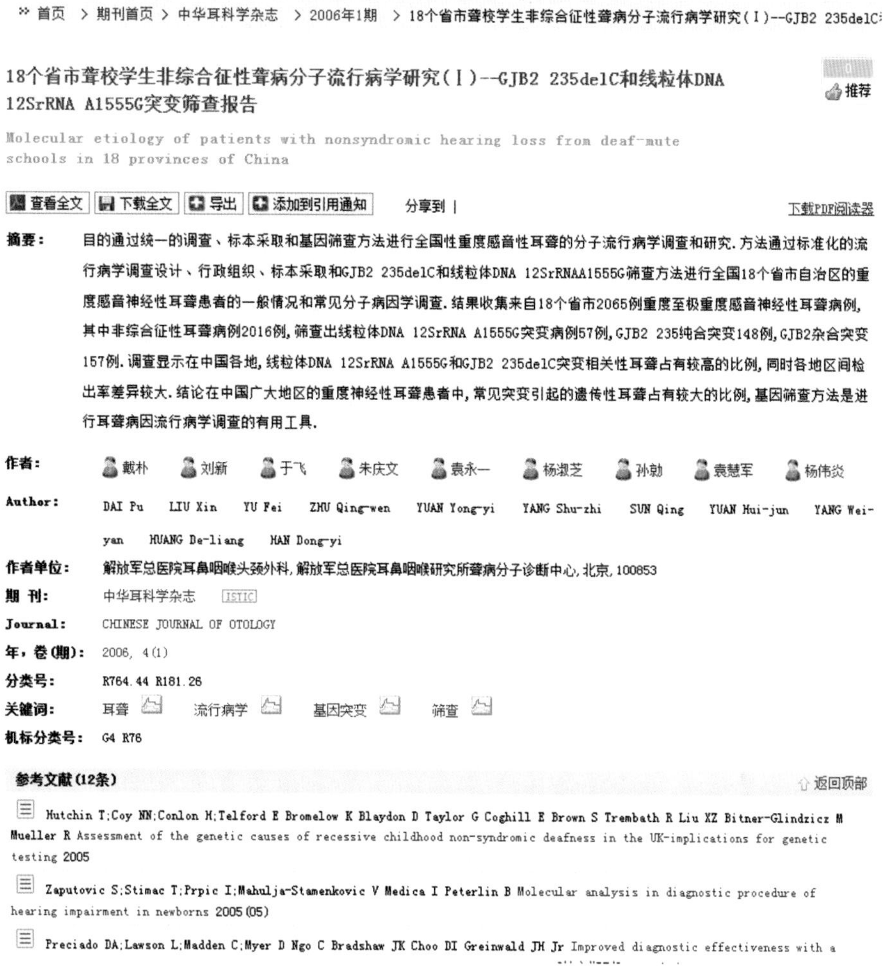

» 首页 › 期刊首页 › 中华耳科学杂志 › 2006年1期 › 18个省市聋校学生非综合征性聋病分子流行病学研究（Ⅰ）--GJB2 235delC

18个省市聋校学生非综合征性聋病分子流行病学研究（Ⅰ）--GJB2 235delC和线粒体DNA
12SrRNA A1555G突变筛查报告   👍推荐
Molecular etiology of patients with nonsyndromic hearing loss from deaf-mute
schools in 18 provinces of China

📖 查看全文 💾 下载全文 ➡ 导出 ➕ 添加到引用通知   分享到 | 下载PDF阅读器

摘要：　　目的通过统一的调查、标本采取和基因筛查方法进行全国性重度感音性耳聋的分子流行病学调查和研究.方法通过标准化的流
　　　　行病学调查设计、行政组织、标本采取和GJB2 235delC和线粒体DNA 12SrRNAA1555G筛查方法进行全国18个省市自治区的重
　　　　度感音神经性耳聋患者的一般情况和常见分子病因调查.结果收集来自18个省市2065例重度至极重度感音神经性耳聋病例,
　　　　其中非综合征性耳聋病例2016例.筛查出线粒体DNA 12SrRNA A1555G突变病例57例,GJB2 235纯合突变148例,GJB2杂合突变
　　　　157例.调查显示在中国各地,线粒体DNA 12SrRNA A1555G和GJB2 235delC突变相关性耳聋占有较高的比例,同时各地区间检
　　　　出率差异较大.结论在中国广大地区的重度神经性耳聋患者中,常见突变引起的遗传性耳聋占有较大的比例,基因筛查方法是进
　　　　行耳聋病因流行病学调查的有用工具.

作者：　🧑 戴朴　🧑 刘新　🧑 于飞　🧑 朱庆文　🧑 袁永一　🧑 杨淑芝　🧑 孙勍　🧑 袁慧军　🧑 杨伟炎

Author:　DAI Pu　LIU Xin　YU Fei　ZHU Qing-wen　YUAN Yong-yi　YANG Shu-zhi　SUN Qing　YUAN Hui-jun　YANG Wei-
　　　　　yan　HUANG De-liang　HAN Dong-yi

作者单位：解放军总医院耳鼻咽喉头颈外科,解放军总医院耳鼻咽喉研究所聋病分子诊断中心,北京,100853

期 刊： 中华耳科学杂志 ISTIC

Journal: CHINESE JOURNAL OF OTOLOGY

年,卷(期)： 2006, 4(1)

分类号： R764.44 R181.26

关键词： 耳聋　　 流行病学　　 基因突变　　 筛查

机标分类号： G4 R76

参考文献(12条)　　　　　　　　　　　　　　　　　　　　　　　⬆返回顶部

📄 Hutchin T;Coy NN;Conlon H;Telford E Bromelow K Blaydon D Taylor G Coghill E Brown S Trembath R Liu XZ Bitner-Glindricz M
Mueller R Assessment of the genetic causes of recessive childhood non-syndromic deafness in the UK-implications for genetic
testing 2005

📄 Zaputovic S;Stimac T;Prpic I;Mahulja-Stamenkovic V Medica I Peterlin B Molecular analysis in diagnostic procedure of
hearing impairment in newborns 2005 (05)

📄 Preciado DA;Lawson L;Madden C;Myer D Ngo C Bradshaw JK Choo DI Greinwald JH Jr Improved diagnostic effectiveness with a

图4-33　细览界面

（三）文献下载、查看和编辑

1. 交费方式　当点击"查看全文"时,单位用户系统可以直接点击文章或者下载,
个人用户系统会提示交费,然后进入交费页面（图4-34）。

　　交费方式有四种：万方数据"我的钱包"充值、支付宝即时到账支付、银联在线
支付和中国移动手机支付。用户按照提示付费成功后,系统会自动将文件下载下来,也
可以点"下载全文"将文件下载到指定的位置。

2. 万方数据公司提供期刊全文、学位论文、会议论文等全文资源,除少量早期加
工的期刊全文采用 HTM 格式外,其他均采用国际通用的 PDF 格式。

3. 点击下载后的文件名,查看和浏览全文。

4. 对文章进行相应的剪切、复制等编辑工作。

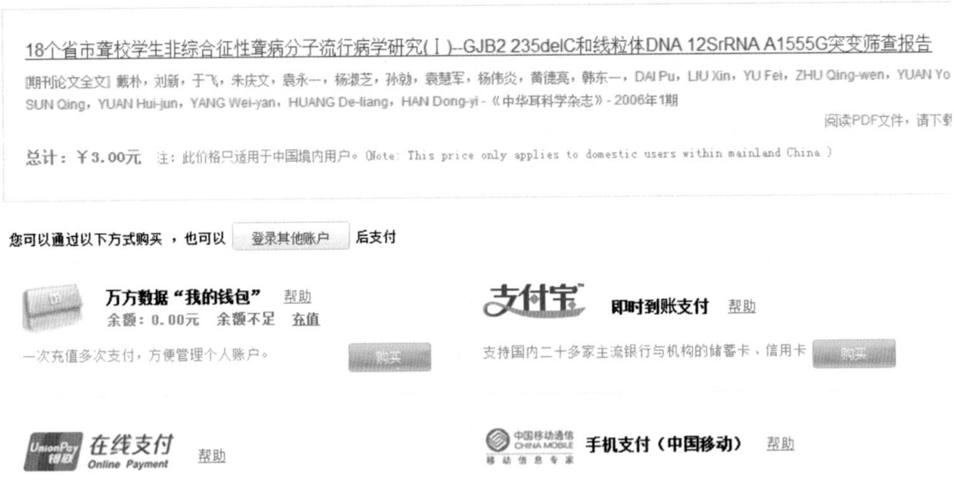

图4-34　下载支付界面

第三节　维普资讯网（VIP）

一、概述

维普全文数据库是由中科院重庆信息研究所研制的数据库，是信息服务现代化中的佼佼者和优秀的中文数据库。维普数据库的前身是"中文科技期刊目录索引"，所有文献被分为自然科学、工程技术、农业科学、医药卫生、经济管理、教育科学和图书情报等8大专辑28个专题，更新速度为月更新。维普是收录中文科技期刊最全、文献量最大的综合性文献数据库。其信息发布的最大特点是范围广，涵盖了各个领域。镜像站点索引数据网络每周更新（约200M）。每周可从维普数据更新服务器上下载每周更新的索引数据，追加到检索服务器中，全文是通过网络调用，不需要做维护工作。其定购方式有"包题录库"、"包全文库"和"流量计费"三种，用户可根据自身情况自由选择。收录的期刊种类与其他期刊数据库相比，有其鲜明的特色，是面向科技大众而开发的一个特大型期刊数据库。

（一）维普数据库的知识服务功能

1. 专题知识集成服务

维普数据库的专题知识集成服务与万方数据类似，分为综合专题、医药卫生、工程技术、自然科学、农林牧渔和人文社科六大类别。每个类别下并没有继续划分子类，而是直接给出了各个专题知识的列表。与万方数据库的专题服务相比，其对专题知识类别的划分比较简单，但是两者对于每个具体专题页面的结构设计较为类似，都是根据该专题的实际情况将相关知识按照一定的标准进行知识资源分类。维普数据库的专题页面所涉及的知识内容并不都是链接到数据库单篇文献摘要信息项，有的还链接到维普数据库所提供的学术作品交易平台。此外，维普数据库的专题页面既有文字列表也有相关图片，图文并茂，给用户更加直观的感觉，使用户对知识的理解更加透彻。

2. 学术论坛知识交流服务

维普数据库设有专门的学术知识社区供用户交流。它的主要板块构成为：论文写作及投稿区（包括论文写作与投稿、文献查询求助、期刊及会议征稿、论文评价等子板块）、科研学术综合区（包括期刊与数字出版、学术会议与展览等子板块）、医药卫生（包括 6 个子板块）、工程技术（包括 17 个子板块）、人文社科（包括 6 个子板块）、自然科学（包括 4 个子板块）、农林牧渔（包括 3 个子板块）、其他分类、论坛事务等。从论坛板块的结构设置可以看出，维普学术知识社区主要向用户提供各个学科专业知识的交流与探讨，其次还为用户提供论文写作、文献获取、论文评价等与科研学术密切相关的交流服务。在交流内容上，社区中既有转载的正式出版知识，也有网友头脑中的知识的文字化，还有对相关文献信息的评论内容，具有一定的知识共享意义。

3. 专家、学者导航服务

维普数据库收集了大量专家、学者的资料，并进行有序组织，用户可以通过导航的方式对这些专家、学者的相关信息进行浏览，同时还可以查询到该作者所发表的文献资源。这种导航服务既不是单纯的浏览专家、学者信息，也不是单纯的通过专家、学者来查找文献资源，而是兼具两者的功能。用户在使用该功能时，既可以通过首字母对学者的姓名进行浏览式检索，也可以通过学科专业进行浏览时检索，还可通过网页提供的关键词进行检索。当通过这三种途径的任何一种找到所查询的学者之后，便可以进入该学者的资料页面。该页面提供以下信息：学者姓名、所在机构、发文量、被引次数、研究方向、社会关系和社会职务、代表作品、合著作者、申请专利情况等。进入学者资料还提供同机构学者推荐和同领域学者推荐，帮助用户发现更多的相关专家、学者。

4. 学术机构导航服务

学术机构导航服务的功能与专家、学者导航类似，用户既可以浏览学术机构的资料，也可以通过学术机构来查找相应的文献资源。用户在使用这一功能时，可以通过学科专业、行政区域、关键词检索这三种方式进行检索。当通过这三种途径的任何一种找到所查询的学术机构之后，便可以进入该机构的资料页面。该页面提供的信息有机构名称、所在地域、所属学科、年被引文章数、被引次数、平均被引率、机构简介、机构发文的分学科及分年份统计、机构专家推荐、高被引文献、基金项目、出版刊物、重点实验室情况等。进入学术机构页面还提供同领域机构和同地域机构推荐，帮助用户发现更多的相关机构。

（二）维普数据库的特点

1. 收录范围广

维普数据库所收录的期刊较齐全，几乎包括了所有公开出版的期刊，而不是精选重点或核心期刊，满足了用户检索要求齐、全、广的特点，因此在信息服务中受到了用户的广泛欢迎，成为普通大众信息服务中的首选和最主要利用的数据库，成为公共图书馆的重要信息技术装备。

2. 受控的关键词标引

维普期刊库的标引具有鲜明的特点，是一种典型的自然语言与受控语词相结合的标引。

3. 多样化的检索

维普数据库提供关键词、题名、著者等多达十几种检索入口，满足了用户的不同需求。与此同时，还提供一般检索、高级检索、专业检索和特殊检索等多种检索方法，满足了不同层次用户的需求。

二、维普数据库的使用

维普数据库的使用主要分为以下三个部分（图4-35）。

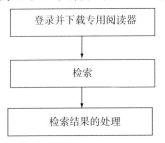

图4-35　维普数据库的使用流程

（一）登录并下载专用阅读器

1. 通过维普资讯网主页（http：/www. cqvip. com）或镜像站点登录

购买了使用权的单位可直接登录，无需输入用户名和密码，并可免费检索和下载维普资源。个人用户可通过购买维普阅读（充值）卡，注册后检索和下载维普资源，在地址栏输入网址，回车进入维普资讯网主页（图4-36）。

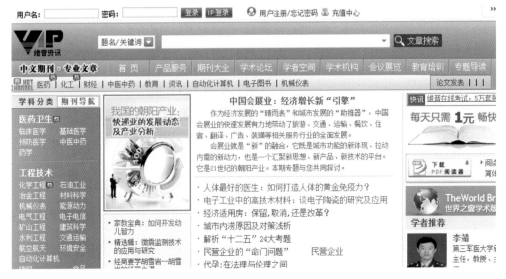

图4-36　维普资讯网主页

2. 下载专用阅读器

维普资讯网提供 PDF 格式全文下载，需安装 PDF 阅读软件才能打开。在维普资讯网首页点击"客服中心"进入"软件下载"页面（图 4 - 37）。维普专用阅读器最新版本是 Foxit Reader 4.1 免安装维普定制版。它的特点是全免费，无需任何安装，直接运行即可，不捆绑任何插件，具备高度安全性和隐私性；体积小巧，占用空间不超过 20 兆，除通用的专用阅读器外，维普还推出了手机版本、iPad 版本等专用阅读软件，方便用户随时随地使用。在使用时只需选择某一版本的浏览器点击下载即可，对于单位用户也可通过镜像站点下载。

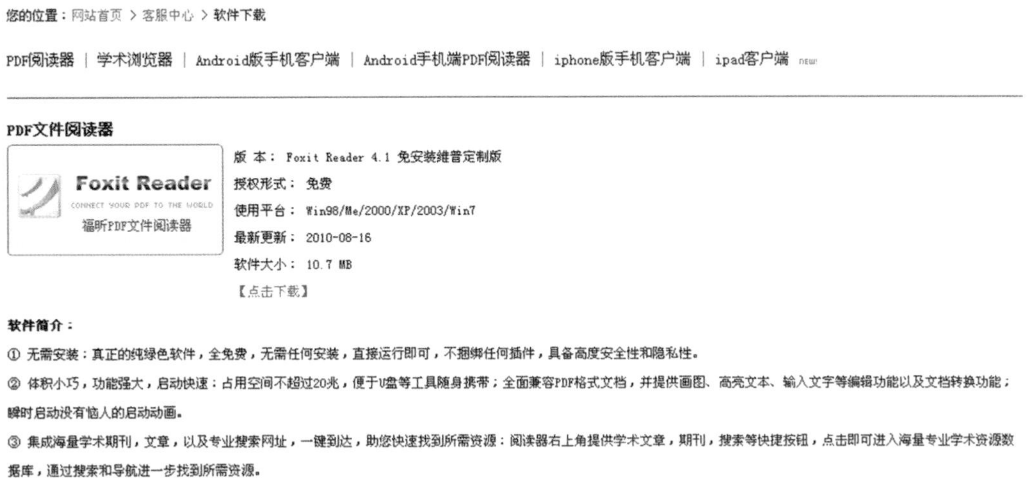

您的位置：网站首页 › 客服中心 › **软件下载**

PDF阅读器 ｜ 学术浏览器 ｜ Android版手机客户端 ｜ Android手机端PDF阅读器 ｜ iphone版手机客户端 ｜ ipad客户端 new

PDF文件阅读器

版　本：Foxit Reader 4.1 免安装维普定制版
授权形式：免费
使用平台：Win98/Me/2000/XP/2003/Win7
最新更新：2010-08-16
软件大小：10.7 MB
【点击下载】

软件简介：
① 无需安装：真正的纯绿色软件，全免费，无需任何安装，直接运行即可，不捆绑任何插件，具备高度安全性和隐私性。
② 体积小巧，功能强大，启动快速：占用空间不超过20兆，便于U盘等工具随身携带；全面兼容PDF格式文档，并提供画图、高亮文本、输入文字等编辑功能以及文档转换功能；瞬时启动没有恼人的启动动画。
③ 集成海量学术期刊，文章，以及专业搜索网址，一键到达，助您快速找到所需资源：阅读器右上角提供学术文章，期刊，搜索等快捷按钮，点击即可进入海量专业学术资源数据库，通过搜索和导航进一步找到所需资源。

图 4 - 37　PDF 阅读器下载界面

（二）检索

维普资讯网提供 7 种检索：快速检索、传统检索、二次检索、复合检索、辅助检索、高级检索和期刊导航，又分别提供题名、期刊、关键词、作者、第一作者、作者机构、文摘、分类号等检索入口。

1. 快速检索

在主页的检索框中直接输入检索式（或检索词），点击"搜索"按钮进入结果页面，显示检索到的文章列表。

2. 传统检索

点击主页（传统检索）按钮，进入传统检索页面。

（1）选择检索入口　提供题名或关键词、作者、刊名、第一作者、分类号、文摘、机构、任意字段等 10 个检索口。字段名前的英文字母为检索途径代码，主要用于复合检索。

（2）限定检索范围　①学科类别限定：分类导航系统是参考《中国图书馆分类法》（第四版）进行分类，每一个学科分类都可以按树形结构展开，利用导航缩小检索范围，进而提高查准率和查询速度；②数据年限限定：数据收录年限从 1989 年至今，检索时可进行年限选择限定；③期刊范围限定：包括全部期刊、核心期刊和重要期刊三种，用户可根据检索需要设定合适的范围，以获得更加精准的数据；④在输入框中输入检索词或检索式，选择精确或模糊，点击"搜索"即可。

3. 二次检索

在已进行了检索操作的基础上进行再次检索，以得到理想的检索结果。例如先在选择"关键词"检索入口检索"心肌炎"，输出检索结果，再选择"刊名"检索入口检索"临床荟萃"，在"在结果中检索、在结果中添加、在结果中去除"的选项中选择"在结果中检索"，点击"二次检索"即可。

4. 复合检索

在检索框直接输入复合检索式进行检索。如输入"k = 心肌炎 * J = 临床荟萃"，与二次检索结果一样。

5. 辅助检索

勾选页面左上角的"同义词"，选择关键词字段进行检索，可查看到该关键词的同义词。检索中使用同义词检索可提高查全率。

6. 高级检索

点击主页"高级检索"按钮进入高级检索页面，系统提供向导式检索（图 4 - 38）和直接输入检索式（图 4 - 39）两种检索方式。

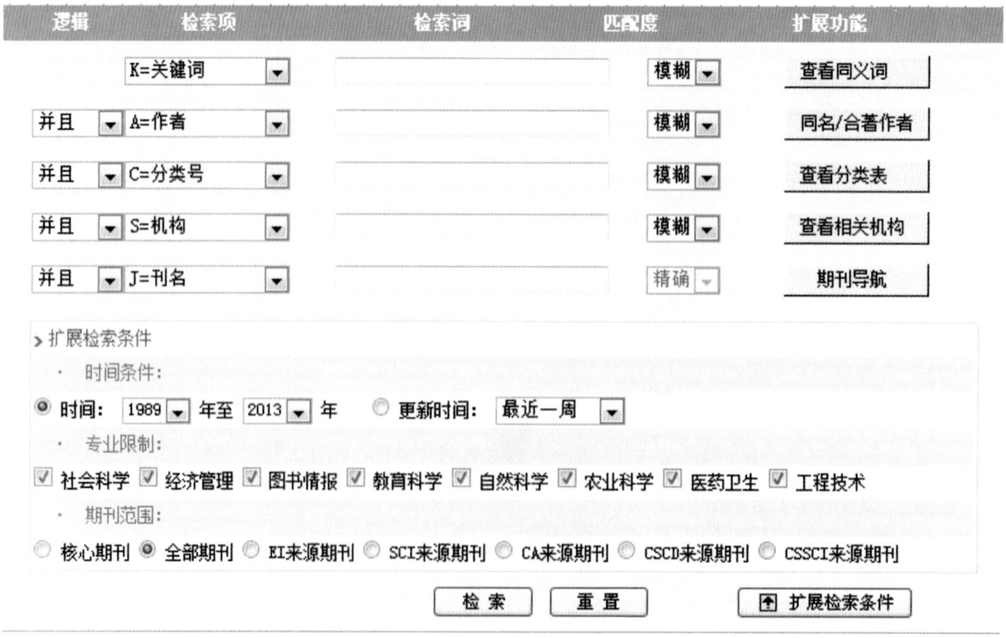

图 4 - 38 向导式检索界面

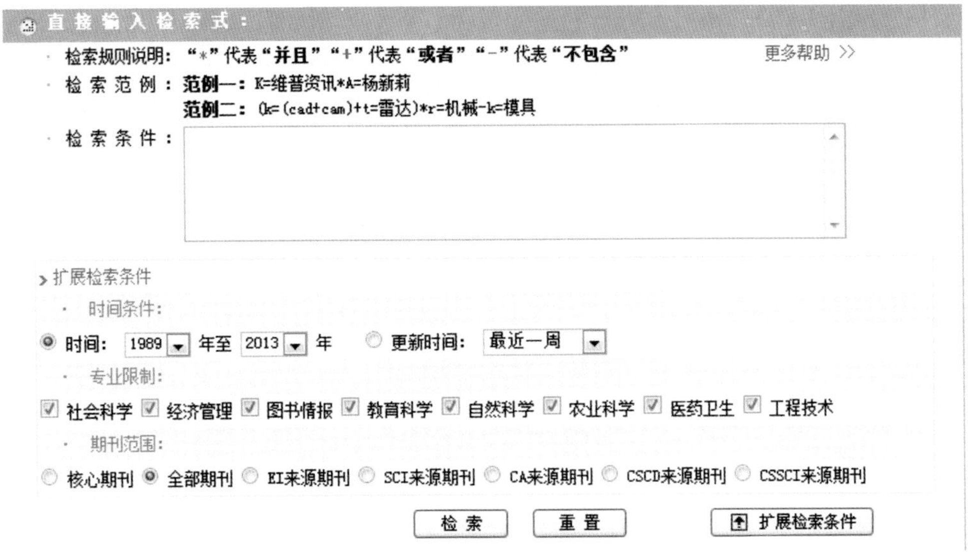

图 4 – 39　直接输入检索式界面

（1）向导式检索　用户在检索框内输入检索词，选择检索项、逻辑运算、匹配度、限定字段扩展信息后点击"检索"即可。点击"重置"则重新设置条件。

检索规则：

①检索时严格按照由上到下的顺序进行，用户在检索时可根据检索需求进行检索字段的选择。

②逻辑运算符"＊"表示"AND"；"＋"表示"OR"；"－"表示"NOT"。

③检索字段的代码：U－任意字段；M－题名或关键词；S－机构；J－刊名；K－关键词；A－作者；C－分类号；R－文摘。

④扩展功能："扩展功能"按钮均可实现相应的功能。用户只需要在前面的输入框中输入需要看的信息，再点击相应的按钮，即可得到系统给出的提示信息。

a. 查看同义词：如用户输入"AIDS"，点击查看同义词，即可检索出 AIDS 的同义词，爱滋病、艾滋病，用户可以全选，以扩大检索范围。

b. 查看同名/合著作者：点击查看同名/合著作者，系统会以列表形式显示不同单位同名作者，用户可以选择作者单位来限制同名作者范围，最多勾选数据不超过 5 个。

c. 查看分类表：点击查看分类表，会弹出分类表页，操作方法同分类检索。

d. 查看相关机构：可以输入"中华医学会"，点击查看相关机构，即可显示以中华医学会为主办（管）机构的所属期刊社列表。最多勾选数据不超过 5 个。

e. 期刊导航：可输入刊名，点击查看其变更情况，系统会显示出该期刊的创刊名和曾用刊名，使用户获得更多的信息。

⑤扩展检索条件：点击"扩展检索条件"，可根据需要以时间条件、专业限制、期刊范围进一步限制检索范围，最后获得符合检索需求的检索结果。

（2）直接输入检索式　在检索框中直接输入逻辑运算符、字段标示符等。点击

"扩展检索条件"，并对相关检索条件进行限制后点击"检索"按钮即可。输入有错时检索后会返回"查询表达式语法错误"的提示，点击浏览器的"后退"按钮可返回检索页面重新检索。

7. 期刊导航

点击主页"期刊导航"按钮进入期刊导航检索页面（图4-40）。

（1）期刊查找　①直接输入期刊名称进行查找；②按字母顺序查找，即按期刊名的第一个字的首字母字顺进行查找；③按学科查找，点击"学科分类名称"即可查看到该学科涵盖的所有期刊。如点击"医药、卫生"，即出现与医药卫生相关的杂志及"医药、卫生"所包含的18个子分类（图4-41）。

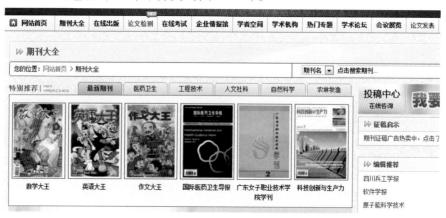

图4-40　期刊导航界面

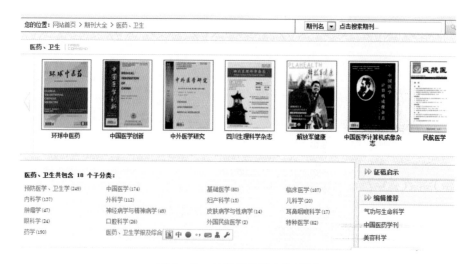

图4-41　按学科分类查找界面

（2）期刊搜索　提供刊号和ISSN号检索入口，ISSN号检索必须要精确检索，刊号字段的检索是模糊检索；期刊搜索提供二次检索ISSN号检索功能。

（3）期刊列表　期刊列表页面上提供的期刊信息有刊号、ISSN号、CN号、核心期刊标记（★标记）。在期刊列表中如果包含核心期刊和相关期刊，点击"★核心期刊"即可将列表中的核心期刊全部筛选出来，此时"★核心期刊"变成黄色。

（三）检索结果的处理

1. 检索结果的查看和下载

（1）检索结果的查看　检索结果默认的显示方式为"概要显示"。其内容包括文章的标题、文章前两位作者、文章出处（期刊名、出版年、卷、期、页码）。可通过显示方式处选择"文摘显示"或"全记录显示"。检索结果默认为每页显示 10 条，也可在显示方式处根据个人需求改成 20 条、50 条；对于检索结果中的文章，可逐页翻阅，也可用跳转功能跳转至所希望阅读的页号；提供对应检索条件的"相关检索"内容浏览；还可将勾选中的文章保存到"我的数据库"的电子书架中；点击"保存检索式"可将当前检索操作的表达式保存在"我的数据库"的检索历史中；点击概览页面上的文章标题，可查看到该篇文章的细览页面。

（2）检索结果的下载　在检索结果的文章上勾选文章，点击"全文下载"按钮下载，选择"下载题录文摘"（概要显示、文摘显示、全记录显示），点击"下载"按钮，完成后点"继续检索"回到检索页面继续检索操作。选择"全文下载"，则出现全文下载列表，在列表中点"全文下载图标"可下载全文；点"加入电子书架"可将文章保存到"我的数据库"电子书架中。

2. 文章编辑和输出

文章下载后可以对文章进行图像复制、文字复制和文章打印等。

（1）图像复制　选用"图形选择工具"，按下鼠标左键的同时拖动鼠标，在选定要复制的区域后松开鼠标左键，按下鼠标右键后选择所弹出菜单中的"复制"选项，便可将选定区域的内容以图像形式复制到 Word 等文字处理软件。

（2）文字复制　选用"文本选择工具"，在 PDF 文档显示区域按下鼠标左键的同时拖动鼠标。若鼠标拖过区域内的文字反显，则说明此 PDF 中的文字内容可复制到其他文本编辑器中编辑、利用。此时，在选定要复制的区域（即文字反显区域）后松开鼠标左键，按下鼠标右键后选择所弹出菜单中的"复制"选项，便可将选定区域内的文字复制到其他文本编辑器中编辑、利用。

（3）文章打印　勾选文章后点击"打印"按钮，选择打印的文章内容（概要显示、文摘显示、全记录显示）并确认打印，文章内容按 TXT 格式显示在页面上，根据页面提示打印即可。

第四节　超星数字图书馆

一、超星数字图书馆概述

超星数字图书馆成立于 1993 年，是国内专业的数字图书馆解决方案提供商和数字图书资源供应商，是国家"863"计划中国数字图书馆示范工程项目，2000年1月在互联网上正式开通。它由北京世纪超星信息技术发展有限责任公司投资兴建，目前拥有数字图书80多万种，覆盖范围涉及哲学、宗教、社科总论、经典理论、民族学、经济学、自然科学总论、计算机等各个学科门类，收录年限自1977年起至今。用户通过互联网可以免费阅读超星数字图书馆中的图书资料，凭超星读书卡可将数字图书下载到用户本地计算机上进行离线阅读。超星图书浏览（SsReader）是阅读超星数字图书馆藏书的必备工具，可从其网站免费下载，也可从世纪超星公司发行的任何一张数字图书光盘上获得。超星数字图书馆主页见图4-42。

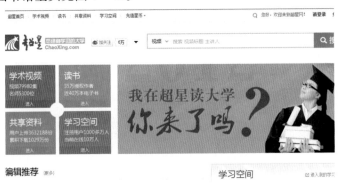

图4-42 超星数字图书馆主页

超星数字图书馆的特点：

1. 海量电子图书资源

丰富的电子图书资源提供阅读，其中包括文学、经济、计算机等50余大类，数百万册电子图书，500万篇论文，全文总量10亿余页，数据总量100万GB，大量免费电子图书，并且每天仍在不断的增加与更新，为目前世界上最大的中文在线数字图书馆。

2. 先进的技术依托

先进、成熟的超星数字图书馆技术平台和"超星阅览器"为用户提供各种读书所需功能。专为数字图书馆设计的PDG电子图书格式，具有显示效果良好、适合在互联网使用等优点。"超星阅览器"是国内目前技术最为成熟、创新点最多的专业阅览器，具有电子图书阅读、资源整理、网页采集、电子图书制作等一系列功能。

3. 海量电子图书服务

图书馆是人类文明的重要传播地，在文化建设、教育发展中有着举足轻重的地位。但长期以来，由于经济条件的限制，我国图书馆事业与国外相比一直有比较大的差距。随着互联网时代的到来，数字图书馆为中国的图书馆事业提供了难得的跨越式发展机遇。有了数字图书馆，偏僻山区、中国的西部地区等都可以跟大城市的市民享有同样的阅读条件和教育机会，而且是24小时、没有等候的服务。借助于互联网的发展，数字图书馆同时克服了传统图书印数的限制，为更大范围的传播提供了便利。有研究者认为，数字图书馆重新发现了图书的价值。

二、电子图书的检索

超星数字图书馆之图书搜索引擎，以先进的中文全文检索系统为平台，按照文化行业标准"数字式中文全文文献通用格式"进行著录标引，提供书名、作者、分类、主题、目次、文摘等检索方式，可在网上直接获得原文和播放多媒体节目。

1. 分类检索

在分类检索目录下，包括有马列主义毛泽东思想、哲学、数理科学和化学、生物科学等 22 个大类。点击分类目录，就会出现这个目录下的子目录或图书。在分类目录下也可在查询栏中输入所需图书的题名或题名中的某些关键词，之后，凡是题名中含有这个词的图书都会显示出来。

2. 书名、作者检索

在网页的左上方先通过下拉菜单选择书名或作者检索，再在文本框中输入检索项，回车后即可得到检索结果，直接点击结果中书目的链接便可在线阅读此书。

3. 关键词检索

在"关键词"栏中输入关键词就可检索到所需要的图书。

4. 全文检索

点击页面右上角"全文检索"一栏，进入说明页面，在此页面下方选择图书系列，进入下一页面后，点击要检索的书名，再输入想要查找的关键词，即可检索到所有包含该关键词的书页。当浏览该页时，该页中有关键词的将自动显示其位置。例如，点击"中国古代文学系列"中的《红楼梦》，输入关键词"贾宝玉"，即可检索到《红楼梦》中包含"贾宝玉"的相关书页，然后点击页面，随即浏览。此功能目前能够检索的书目还不是很多。

三、电子图书的阅读和下载

（一）超星图书阅读器

1. "超星图书阅读器"的下载

在超星数字图书馆主页中单击"阅读器下载"就可进入超星客户端专区（图 4－43）下载超星阅读器。超星阅读器是超星公司推出的一款超星网电子书阅读及下载管理的客户端软件。通过软件可以方便地阅读超星数字图书馆的图书。供下载的软件有多个版本，建议用户下载标准版阅读器，或根据自己的需要下载相应版本。下载之后按提示进行安装，安装后就可以阅读图书。

2. "超星图书阅读器"的浏览

在"超星图书阅读器"中浏览同一页的内容可拉动右边的滚动条，也可压住鼠标右键上下拉动。如点击"↑"或"↓"可上下翻页，点击"手"符号可回到目录页或指定页。如想到指定页，可拉动右上方滚动条或在右上方的方框中直接输入想要看的页码。

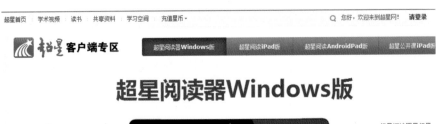

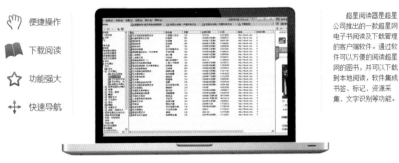

图 4-43　超星客户端专区界面

（二）超星读书卡

如用户不购买"超星读书卡"，则只能在网上浏览电子图书，而不能把电子图书下载下来。购买该卡后，用户可以在一台机器一年内下载超星数字图书馆的图书，下载数量不限。超星读书卡的主要内容是卡号和卡号密码，可以是实物卡，也可以是非实物卡。实物卡用户可以在市面上（如软件销售店）购买到，也可以通过邮购方式购买。非实物卡主要是在线购买，通过网上结算，获得卡号和卡号密码即可使用。读书卡注册完成后，用户就可以下载图书了。

（三）下载资料的使用

1. 下载的资料允许打印。

2. 下载资料存放的默认子目录为 c：/Program Files/SsReader 目录下的 local 子目录。用户也可以自己选择存放的目录，点击"设置"菜单下的"选项"命令，在"通用"标签下进行存放目录设置，也可通过在"图书"菜单中"下载到"中的"下载到磁盘子目录"选项将其存放在任何磁盘子目录。

3. 下载的资料可以刻成光盘或拷贝到其他机器上使用。当用户在其他机器上浏览这些资料时，需要在这台机器上进行"用户登录"。点击"注册"菜单下的"用户登录"，在注册页面中输入用户新注册时的用户名和密码，提交后系统会反馈一个用户登录成功页面及确认页面，这样就可以阅读这些资料了。

4. 为了防止下载资料被盗版或非法使用，同一用户一年内最多允许在不超过 10 台不同的机器上进行浏览。

（四）超星数字图书馆增书程序

为了方便用户及时阅读、下载超星数字图书馆的新增图书，超星特别开发了每个图书馆的独立增书程序。用户只要将自己常用的图书馆增书程序下载到本地，并安装到超星图书阅览器中即可及时更新相应的图书。这与用户原来在 SsReader 中进行增书的效果完全相同。图书的更新状态有三种：①更新：指该分类图书馆中又新增了书籍；②新增：指该分类图书馆是一个新开的图书馆；③删除：指该分类图书馆已不存在，用户需要从图书列表中将其删除。

（五）"超星版"网络图书的特点

1. "超星版"网络图书的实质仍然是图像文件，虽然经过压缩，其长度仍相对较大。看"超星版"图书的过程实际上就是在不停地下载图像文件的过程。

2. "超星版"网络图书由于是照原书扫描下来的，因此可以尽量保持原书的本来面貌，包括原书的分段、分页、插图、附注等，不会存在文字错误的现象。一般来说字体较大，阅读起来较轻松。"超星版"图书是以页为单位的，就像看纸质图书一样，想看第几页，就可以通过"超星阅读器"直接跳到第几页，非常方便。

复　习　题

一、名词解释

1. 中国知网（CNKI）

2. 万方数据资源系统

3. 维普资讯网

4. 超星数字图书馆

二、问答题

1. 如何利用中国知网全文数据库搜索最近 5 年来发表的关于耳聋治疗方面的文献，检索词应该用哪些？

2. 如何利用万方数据资源系统中数字化期刊查询 2010～2012 年在核心期刊发表的关于针灸治疗耳聋方面的文章。

3. 维普资讯网与万方数据资源系统的搜索功能有何不同？

4. 如何在超星数字图书馆搜索近 3 年耳鼻喉科方面最新出版的专著。

第五章　外文医学数据库检索

 知识要点

1. 了解 PubMed 和 FMJS 数据库的特点
2. 熟悉 PubMed 和 FMJS 数据库的检索页面。
3. 掌握 PubMed 和 FMJS 数据库的检索方法、检索结果的处理。
4. 能利用 PubMed 和 FMJS 数据库检索外文医学专业信息。

第一节　PubMed 数据库

一、简介

PubMed 数据库是由美国国立图书馆（NLM）下属的国立生物技术信息中心（National Center for Biotechnology information，NCBI）开发的生物医学文献检索系统，从 1997 年 6 月开始在网上向全世界提供免费检索服务。网址为 http：//www. ncbi. nlm. nih. gov/pubmed。该系统具有文献更新快、收录范围广、访问免费、使用方便、检索功能强、查全率高、提供个性化服务等特点。

二、收录范围

PubMed 收录的期刊约 2 万种，其中 MEDLINE 收录了来自世界 80 多个国家和地区的 5400 多种生物医学期刊的 2100 多万条文献记录，绝大多数文献可回溯到 1948 年。PubMed 的每条记录都有唯一的识别号 PMID（PubMed Unique Identifier）。这些记录主要有以下 4 种形式：

（一）MEDLINE

MEDLINE 是 PubMed 主体部分，文献记录均使用美国国立医学图书馆的《医学主题词表》（MeSH）进行主题标引。文献记录标记有［PubMed – Indexed for MEDLINE］。

（二）In Process Citations

为加快报道速度，PubMed 将尚未标引主题词、文献类型的最新文献记录先存入临时数据库中，每周经标引加工后，即转入 MEDLINE 数据库。文献记录标记有 ［PubMed – In Process］

（三）Publisher Supplied Citations

由出版商提供的电子版文献，其记录标记为 ［PubMed as Supplied by Publisher］。有些出版商允许提供正式出版前的文献，刊登此文献的杂志标注为 ［Epub Ahead of Print］。该库的记录每天向"In Process"传送，经过标引后转入"Indexed for MED-LINE"。出版商往往提供刊物中的所有文献记录，由于 MEDLINE 不收录非生物医学文献，出版商提供的天体物理、地质学等不属 MEDLINE 的收录范围的文献，则永远留在 PubMed 临时库中，标记为 ［PubMed as Supplied by Publisher］ 或 ［PubMed］。

（四）OLDMEDLINE

收录部分 1966 年以前出版且未被 MEDLINE 收录的文献记录，标记为 ［PubMed – OLDMEDLINE］。

三、检索方法

PubMed 主页上方为检索区，包括基本检索、高级检索（Advanced Search）和帮助（Help）。页面中部为辅助功能区，包括使用说明（Using PubMed）、PubMed 工具（PubMed Tools）和更多资源（More Resources）。PubMed 还提供 My NCBI 个性化服务（Sign in to NCBI），如图 5 – 1 所示。

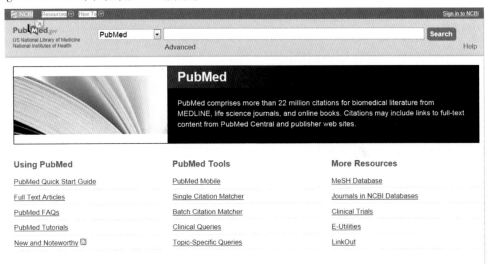

图 5 – 1 PubMed 主界面

（一）基本检索

PubMed 默认检索为 Search PubMed，点击 Search 左侧的下拉式菜单，可选择 Protein（蛋白质序列数据库）、Nucleotide（核酸序列数据库）、OMIM（人类孟德尔遗传在线）等 NCBI 提供的 43 个数据库中的一个或全部数据库（All databases）进行检索。

PubMed 的基本检索是指在检索框内可输入一个或多个检索词（多个检索词之间默认关系为 AND），也可输入逻辑组配检索式，然后点击"Search"按钮，系统即执行检索。

1. 自动词语匹配检索

自动词语匹配检索是 PubMed 最具特点的功能，能够实现检索词在不同字段的自动匹配，使查检者以最简单的方式获得最大的查检率。在检索框中输入未经任何限定的检索词，系统将按顺序在 MeSH Translation Table（主题词转换表）、Journal Translation Table（刊名转换表）、Phrase List（短语列表）或 Author Index（著者索引）4 种索引中进行匹配，并转换成索引中相应的词进行检索。同时将检索词限定在 All Fields 中进行检索，两者之间执行"OR"布尔逻辑运算。如果输入多个检索词或短语词组，系统会继续将其拆分成单词后分别在 All Fields（所有字段）中检索，单词之间执行"AND"布尔逻辑运算。完成检索后，在检索结果显示页面右侧的 Search details 框中，会显示系统执行自动词语匹配的检索式。如输入 gene therapy（基因治疗），经词汇自动转换后形成的检索策略为"gene therapy"［MeSH Terms］OR（"gene"［All Fields］AND "therapy"［All Fields］）OR "gene therapy"［All Fields］。

2. 字段限定检索

在检索词后限定字段标示符，可提高文献查准率。检索形式为：检索词［字段标识］。PubMed 的文献记录有 60 个字段，可检索的字段有 49 个。常用的检索字段有：第一著者的单位、地址（Affiliation）［AD］、著者（Auther）［AU］、摘要（Abstract）［AB］、MeSH 主题词（MeSH Terms）［MH］、文献语种（Language）［LA］、文献的题名（Title）［TI］、文献出版类型（Publication Type）［PT］、期刊名称（Journal Titl）［JT］、国际连续出版物号（International Standard Serial Number）［ISSN］、文献的出版日期（Publication Date）［DP］、期刊的卷号（Volume）［VI］等。例如，查找著者 Smith SR 发表的文献，可输入 Smith SR［AU］；查找中文文献则输入 Chinese［LA］，查找期刊 Cell 发表的文献，可输入 Cell［JT］。

3. 布尔逻辑运算检索

PubMed 支持 AND、OR、NOT 三种布尔逻辑运算，且逻辑运算符需大写。逻辑符的运算次序是从左到右，小括号内的检索式可作为一个单元优先运算。例如，检索有关药物治疗哮喘或枯草热的文献，可输入 drug therapy AND（asthma OR hay fever）。

4. 截词检索

截词检索使用"＊"来实现，以提高文献的查全率。例如，输入 infect＊可检索出 infection、infections、infected 等以 infect 开头的词语，各词之间用逻辑符号 OR 连接。使用截词检索时，PubMed 会关闭词汇自动转换功能。

5. 精确短语检索

将检索词加上双引号，会强制系统进行精确短语检索，这时 PubMed 关闭词汇自动转换功能，直接将短语作为一个检索词进行检索，避免了词汇自动转换时将短语拆分可能造成的误检。例如，输入"sickle cell anemia（镰状红细胞贫血症）"，PubMed 会在所有可检索字段中查找含有 sickle cell anemia 的文献。

6. 著者检索

在检索框中输入著者姓名，PubMed 会自动执行著者检索。对于 2002 年以前的文献，要求输入的著者姓名为姓前名后，姓用全称，名用首字母，例如，输入 Smith SR 可检索出姓为 Smith、名的首字母为 SR 的所有文献。对于 2002 年后的文献，可进行姓名全称检索，且姓名排列顺序不限。例如，输入 Smith SR 的姓名全称 Steven R Smith，可检索出 2002 年后该著者的所有文献。假如想进行更精确的检索，可以用双引号将作者名引起来，再加［AU］（作者字段标识符），如"Smith SR"［AU］。

7. 期刊检索

在检索框中输入期刊全称、MEDLINE 刊名缩写、ISSN 号，系统会自动检索出 PubMed 收录的该期刊的所有文献，如 The New England Journal of Medicine（新英格兰医学期刊）。若刊名与 MeSH 主题词相同，如 Gene Therapy，Science，Cell 等，PubMed 执行的是 MeSH 主题词检索，可用"刊名［TA］"进行字段限定检索。单个词的刊名也要用［TA］限定，否则，系统将在全部字段中检索。

8. 限定检索

PubMed 系统在首次检索结果的基础上，可以根据检索需求实现二次检索页面的限定检索，包括文本呈现形式（摘要、免费全文、全文）、出版日期、物种（人或动物）、文献类型（临床实验、随机对照实验、综述、系统综述）、语言等（图 5 - 2）。需要注意的是，限定检索的选项一经确定会保持激活状态，在此后的检索中持续起作用，并在检索结果显示页面的上方显示限定检索的具体内容。因此，如果曾经启用过限定检索，再开始另一个新的检索时，必须将限定条件移除（Clear all）。

（二）高级检索

点击 PubMed 主页 Advanced 超链接进入高级检索页面（图 5 - 3）。高级检索将检索构建区（Builder）、检索史区（Histroy）及主页上的更多资源栏目整合在同一页面，方便查检者完成复杂课题的检索。

1. 检索构建

高级检索页面上的检索构建区（Builder）主要用来辅助构建检索式。PubMed 有 38 个可限定检索字段，能够实现字段匹配检索。具体操作是：首先，在左侧的下拉菜单中选择检索字段，然后在检索框中输入检索词，如点击输入框后的"Show index list"按钮，可显示该检索词相关的索引词，有助于查检者正确选词。如果还要输入其他检索词，可点击检索框后的" + "按钮，系统会增加一个检索框，然后重复上面的步骤，只是要注意在检索框左侧正确选择 AND、OR、NOT 选项作为该检索词与前一检索词之间的逻辑组配关系。最后点击"Search"按钮即可执行检索。

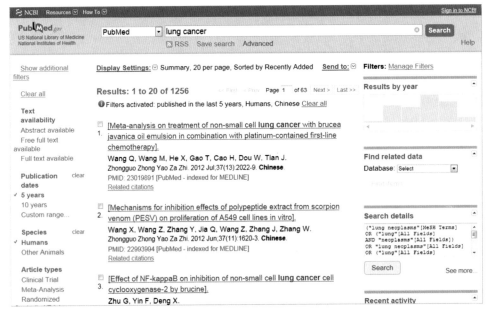

图 5 – 2　PubMed 检索限定界面

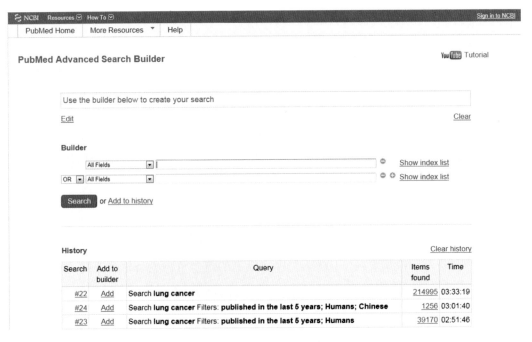

图 5 – 3　PubMed 高级检索界面

2. 检索历史

高级检索页面下的检索历史（Histroy）列表显示全部的检索操作结果，包括检索历史序号、检索提问式、检索结果数和检索时间。单击检索序号，显示 Perform Actions on Search 选项，可执行布尔逻辑运算、从检索历史中删除（Delete form Histroy）、显示检索结果（Show Search Details）、显示检索式详情（Show Search Details）、把检索式保存在个性化的 NCBI 中（Save in My NCBI）等不同操作。检索历史最多保留 8 小时。

（三）其他检索与服务

PubMed 提供的其他检索和服务主要集中在主页的 PubMed Tools 和 More Resources 菜单下。

1. 主题词检索

主题词标引是 PubMed 独具特色的文献处理方式。通过 MeSH Database，能指引查检者使用规范化的医学术语进行检索。查检者可以输入任意的检索词，MeSH Database 会提示查检者该词是入口词，还是主题词，并显示相关概念的主题词。可看到该词的学科定位和历史注释，还可以组配副主题词，扩展检索或非扩展检索，对文献进行更精确的定位（图 5 - 4）。

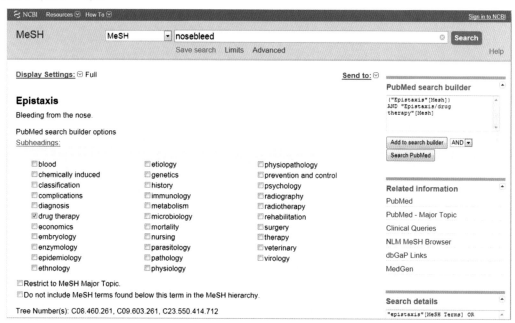

图 5 - 4　PubMed 主题词细览界面

2. 文献信息匹配检索

文献信息匹配检索以残缺不全的题录信息为线索来查找特定文献的工具。单篇文献信息匹配检索（Single Citation Matcher）主要用于知道某篇文献的标题、著者、发表期刊等部分信息的情况下查找特定的文献信息。如果要检索一批文献的记录，则可使用多篇文献信息匹配检索（Batch Citation Matcher，图 5 - 5）。

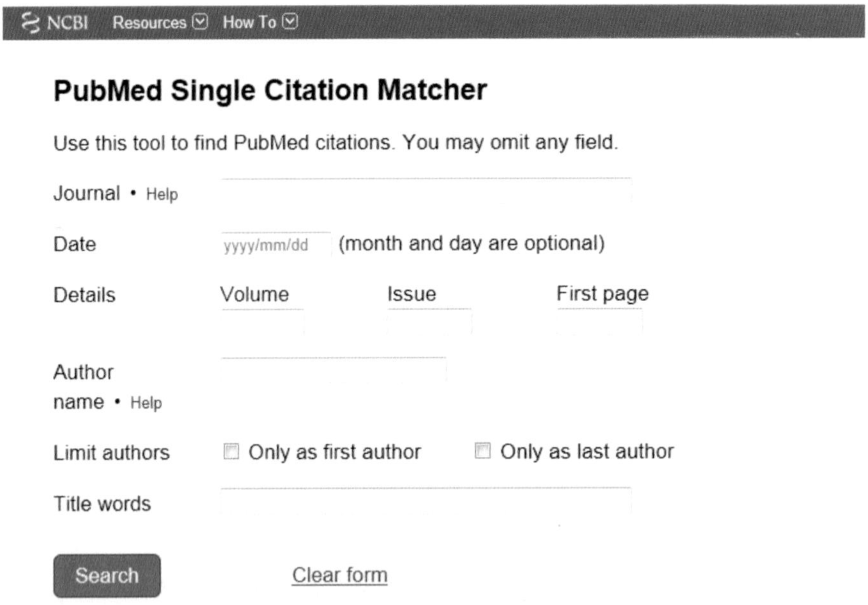

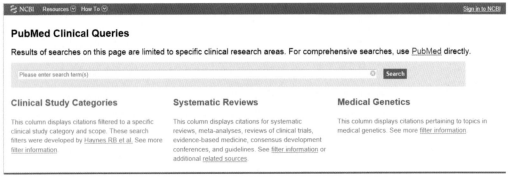

图 5 - 5　PubMed 单篇文献信息匹配检索

3. 临床查询

点击"Clinical Queries",即可进入临床查询页面(图 5 - 6)。此页面提供临床医生常用的三种检索服务:Clinical Study Categories(临床研究分类)、Systematic Reviews(系统综述)、Medical Genetics(医学遗传学),以便临床医生快捷、方便地检索到自己感兴趣的文献。

图 5 - 6　PubMed 临床查询界面

4. 专题查询

专题查询(Topic - Specific Queries)汇集了 PubMed 提供的其他专题检索功能,提供不同学科的专题文献。如 AIDS(艾滋病)、cancer(癌症)、toxicology(毒理学)等学科专题(subjects),以及 Core Clinical Journals、Dental Journals、Nursing Journals 等期刊专辑(Journal Collections)。

5. 期刊查询

点击 Journals in NCBI Databases,即可进入期刊查询,可查询 PubMed 及 NCBI 其他

数据库所收录的期刊（图 5－7）。在检索框中输入刊名全称、刊名缩写、国际连续出版物号（ISSN）、检索词等即可进行检索。此外还可以进行限定检索和高级检索。

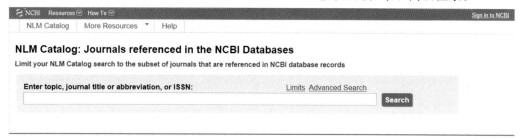

图 5－7 PubMed 期刊查询界面

四、检索结果的处理

（一）检索结果的显示

PubMed 执行检索后，会产生一个命中记录的集合，显示检索文献的总篇数、可获得的免费全文总篇数及可以选择的二次限定检索的项目，还可以提示详细的后台执行的检索策略等（图 5－8）。

点击"Display Setting"下拉式菜单，可对显示格式、每页显示的条数及检索结果排序方式进行选择，然后点击"Apply"即可。PubMed 检索结果的默认显示 Summary 格式，包括每篇文献的篇名、著者、刊名、出版年月及卷期页码、PMID 号、记录状态、相关文献链接。如果该篇文献可以免费获取全文，则有 Free Article 链接。

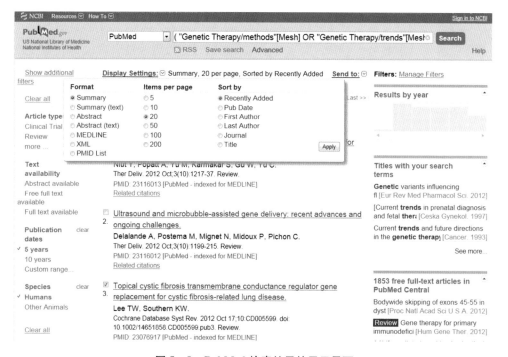

图 5－8 PubMed 检索结果的显示界面

（二）检索结果的保存和输出

下载题录时先在所需题目前的复选框中打√，如果不选则默认全选。然后在"Send to"中选输出方式。点击检索结果显示页面的 Send to 下拉菜单可选择 File、Clipboard 等输出方式（图 5 – 9）。

①File 是指将文献保存在指定文件夹；②Clipboard 是指将文献保存在 PubMed 指定的剪贴板中，最多可保存 500 条记录，保存时间 8 小时；③Collection 是指将文献保存到 MY NCBI 中的 Collection；④E – mail 是指将文献发送到指定的电子邮箱；⑤My Bibliography 是指按参考文献格式将文献保存在 MY NCBI 中的 My Bibliography；⑥Order 是指定购原文，需要支付费用，此服务暂未对中国国内开放。

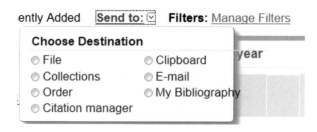

图 5 – 9 Send to 下拉菜单界面

五、个性化服务

在 PubMed 主页的右上方点击"Sign in to NCBI"超链接，进入 MY NCBI，注册并建立 MY NCBI 可获取 PubMed 提供的个性化服务。主要包括保存检索式，定期自动更新检索结果并将检索结果定期发送到指定的 E – mail 邮箱；保存检索结果并对保存的结果进行删除、排序、重命名、合并、共享等操作；通过过滤设置功能，可设置在检索结果中自动滤出综述文献、临床试验、免费全文、全文、英文文献、最近 5 年文献、带文摘的文献等；建立个人书目记录（My Bibliography）和其他感兴趣的记录（Other Citation）等。

六、本地 PubMed 检索

本地 PubMed 检索系统是华中科技大学与济南泉方科技有限公司合作开发的本地化数据库产品，访问网址：http：//www.bdpubmed.com/。本系统是在外网 PubMed 的基础上，完善了 PubMed 与本单位图书馆订购的电子资源与 PubMed 检索结果的关联及整合；增加了基于文献计量学的 PubMed/SCI 投稿指南和循证医学临床参考数据库；集成了简单的文献管理和全文在线申请等功能。

第二节　西文生物医学期刊文献数据库

一、简介

西文生物医学期刊文献数据库（Foreign Medical Journal Service，简称 FMJS）是一个集智能化检索、知识评价工具、全文获取通道揭示、知识情报获取、馆际互借等多功能为一体的外文生物医学期刊文献情报服务系统。FMJS 为"十一五"国家重点电子出版物项目，是由卫生部主管、中华医学会主办、北京康健世讯科技有限公司承办、中华医学电子音像出版社出版的全新最佳知识情报服务平台（网址：http://www. kjebm. com/）。

FMJS 以当今国际上最权威的生物医学文献数据库 MEDLINE 为主要数据来源，同时整合了国际上诸如临床核心期刊、SCIE 期刊和 OA（公开存取）期刊，其学科范围包括基础医学、临床医学、预防医学、生物化学、特种医学、毒理学、药学等领域。

FMJS 有普通版与精选版两个版本。FMJS 普通版以保障用户查全率为宗旨，囊括了全部的 PubMed 数据，其中部分期刊可回溯到 19 世纪初。该版期刊总量达 30093 种，数据总量超过 2200 多万条。FMJS 精选版则是基于保障数据的质量而设计，其精选 FMJS 普通版的数据，收录了自 1995 年至今的外文生物医学期刊 10010 种，数据总量 1000 多万条。在此基础上，两版 FMJS 的数据都做到了每日更新。

FMJS 是一个全中文界面的外文生物医学期刊文献信息检索系统，功能齐全，方便中国临床医生和科研人员快速、深入、便捷地检索自己所需要的医学信息，从而准确地把握本学科、本专业领域研究发展的趋势与方向。

二、检索方法

（一）自由词检索

系统默认的检索入口（图 5 - 10）。自由词检索既可以实现对全部内容进行检索，还设置了标题与文摘、机构、作者等常用的快捷检索方式，增加了"智能检索"限定功能，而且还可以对输入词进行主题词匹配并对主题词扩充检索。自由词检索可以提高文献的查全率和查准率。如要查找病毒性心肌炎的文章，在自由词检索页面输入自由词 Viral Myocarditis（病毒性心肌炎），点击"开始检索"即可查到相关文献。FMJS 具有二次检索功能，在检索结果页面再输入另一检索词可进行二次检索。例如，查找有关病毒性心肌炎诊断的文献，可在 Viral Myocarditis 自由词检索结果页面输入检索词 Diagnosis（诊断），即可查到有关病毒性心肌炎诊断的文章。也可直接输入 Viral Myocarditis AND Diagnosis，通过逻辑组配直接检索出有关病毒性心肌炎诊断的文献。

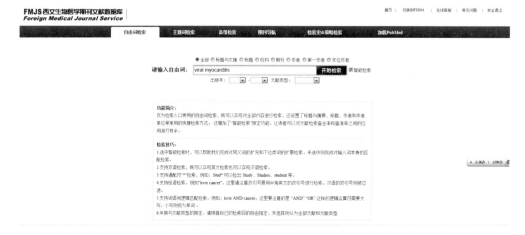

图 5 – 10　FMJS 自由词检索界面

自由词检索支持双语检索，输入中文系统会自动翻译实现英文文献检索。自由词检索还支持通配符"＊"检索、短语检索、词语间逻辑匹配检索（检索页面有检索技巧提示），还可通过对文献出版起止年和文献类型（综述、论著、病理报告、临床研究、技术报告等）进行限定，提高文献的查准率。例如，检索 2010 年以来胰岛素（Insulins）治疗糖尿病（Diabetes Mellitus）的综述文献，可在自由词检索框中输入 Insulins AND Diabetes Mellitus，在自由词检索框的下面，出版年选择"2010 – 至今"，文献类型选择"综述"，点击开始检索，即可检索出符合要求的文献。

（二）主题词检索

FMJS 使用《医学主题词表》（MeSH）对文献进行标引，提供主题词检索功能，使查检方方便地运用医学主题词，享受专业化的检索服务，在提升查准率的同时，更加快速、便捷地找到所需文献。

FMJS 具有主题词转换功能，输入检索词，点击"开始检索"可得到相应的主题词。若无主题词，说明该词没纳入主题词范围，只能通过自由词检索查找相关文献。例如，查找恶性苗勒混合瘤（Mullerian Mixed Tumor）的文献，在 FMJS 检索框中输入关键词"Mullerian Mixed Tumor"，点击开始检索，可得到与之对应的主题词"Mixed Tumor, Mullerian"（图 5 – 11）。意思是此页面检索词"Mullerian Mixed Tumor"转换成主题词。"Mixed Tumor, Mullerian"，点击主题词"Mixed Tumer, Mullerian"即可执行恶性苗勒混合瘤主题词检索。

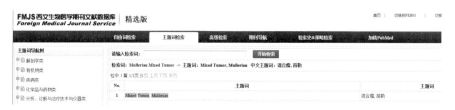

图 5 – 11　FMJS 主题词检索 + 检索转换界面

在主题词检索过程中可以搭配副主题词进行检索。副主题词又称限定词，一般为外延比较广泛的词，往往是对某类事物某一方面的概述，如对某种疾病的诊断、治疗或某种药物的治疗应用、副作用等的概述。如查找恶性苗勒混合瘤（Mullerian Mixed Tumor）药物治疗的文献，在主题词转换页面点击主题词"Mixed Tumor，Mullerian"，进入副主题词匹配界面（图 5-12），可勾选副主题词 Drug Therapy（药物疗法），点击"开始检索"，即可得到检索结果。

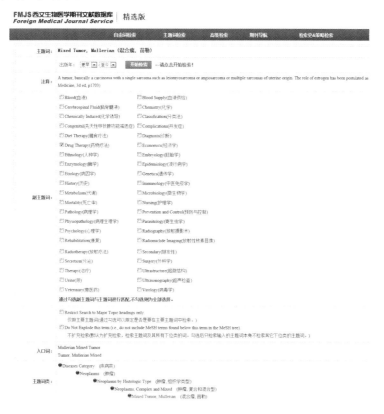

图 5-12　FMJS 副主题词匹配界面

　　备注：图 5-12，在此页面勾选副主题词可与主题词搭配进行某方面的检索。对此例来说，如勾选 Nursing（护理），就检索出恶性苗勒混合瘤等护理方面的文献，勾选 Drug Therapy（药物疗法），就检索出某药物治疗方面的文献。

FMJS 支持汉化主题词检索，直接输入中文主题词可检索英文文献，但所输入的必须是标准化的中文主题词，如"肝肿瘤"就不可输入"肝癌"进行检索。

（三）高级检索

高级检索用于较为复杂的多检索项逻辑运算检索，检索末尾可使用截词"＊"，可对文献标题、摘要、刊名、作者、机构、MeSH 词、ID 号等字段进行逻辑运算检索，还可以精确地对出版年、研究对象、文献类型、语言、年龄组等进行限定检索，从而达到进行复杂检索的目的（图 5-13）。如在机构中输入单位名称，在作者中输入作者名字进行"AND"运算检索,所得文献即为该作者发表的外文文献。这里要注意的是,需按照国际规范输入作者的名字,如:钟南山,Zhong ns。在对不同的限定组进行检索时,若性别勾选"男",则确定了检索文献的研究对象是男性,无勾选则视为无限定。

（四）期刊导航检索

FMJS 的期刊导航检索,方便查检者即时查阅期刊详细的馆藏信息,最终满足用户对所关注期刊即时跟踪阅读的需要（图 5 – 14）。

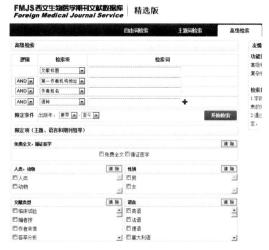

图 5 – 13　FMJS 高级检索界面

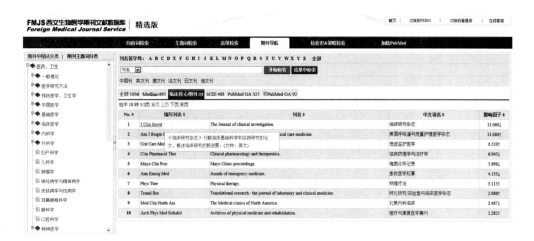

图 5 – 14　FMJS 期刊导航检索界面

1. 期刊导航目录

根据中图分类法分类,便于用户快速查找某学科分类下各疾病相关期刊。

2. 期刊过滤器

通过对期刊类型的过滤,即时显示出不同类型的期刊数量和全部数量分别是多少,便于用户快速查找不同类型的期刊，分别有 MEDLINE、临床核心期刊、SCIE、PubMed OA 和非 PubMed OA。

3. 刊名首字母排序

对所收录的期刊刊名首字母进行排序，便于模糊了解期刊名称的用户逐一查找所需期刊。

4. 期刊影响因子排序

通过对期刊影响因子的高低排序，帮助用户快速查找某学科核心期刊。

5. 直接输入刊名、ISSN 号

期刊导航特别支持直接输入刊名、关键词、分类、ISSN 号、语种等检索，可满足仅掌握期刊某项信息的用户快速查找所需期刊。

6. 鼠标即指期刊中文简介

方便用户无需点击进入期刊，即可快速、直观地了解期刊载文范围、类型、读者群以及语种等信息。

（五）检索历史与策略检索

检索历史记录了查检者的每一步检索操作。它可以用来研究和分析检索过程，找出最恰当的检索方法，也可通过点击"操作"下的"检索"重新查看以前的检索结果。检索历史的重要作用还可以对检索结果进行逻辑运算，以达到实现复杂检索的目的。策略加载与策略保存功能可以实现对检索步骤的本地保存，下次应用这个检索策略的时候可以通过策略加载去完成。

（六）单篇引文匹配器检索

通过单篇引文匹配器中输入已知的刊名、年、卷、期、首页码、作者名、关键词等，用户可方便、快速地检索到特定引文，常用于核对参考文献的著录细节。在这里所输入的字段可根据用户自身需要，任意自由组合，以实现迅速检索。如检索作者 Cellurale C 发表在 2012 年第 72 卷 2 期《Cancer Res》上有关乳腺癌（Breast Cancer）的一篇引文的著录信息，可在单篇引文匹配器中按图 5－12 所示输入已知文献信息，点击开始检索，即可找到该篇文献的著录信息。

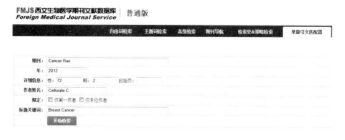

图 5－15　FMJS 单篇引文匹配器检索界面

（七）加载 PubMed 检索

此功能可以方便地让查检者在 PubMed 与 FMJS 之间切换。查检者可以通过 PubMed 检索，将检索结果保存后，再到 FMJS 系统中方便地得知自己在 PubMed 上检索的内容，是否在国内有馆藏资源，从而更快捷、方便地获取文献，同时有效提高国内馆藏资源的利用率。

三、检索结果的处理

FMJS 的检索结果页面除了显示题名、作者、出处、摘要、文献获取通道之外，还具有强大的链接和过滤功能（图 5 - 16）。

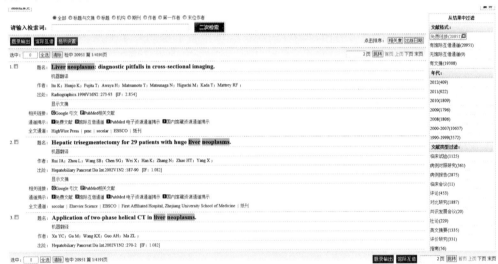

图 5 - 16 FMJS 检索结果界面

（一）字段链接

检索结果中的"作者"、"刊年卷期"字段皆可以进行链接检索。当光标移动到有关检索词后，该词变红色，点击后即可得到检索结果。如点击作者"Mortele KJ"，可链接检索出 Mortele KJ 在数据库中的所有文献。

（二）文献过滤器

FMJS 检索结果页面右侧设有强大的文献过滤器，通过对文献类型、出版年代、文献格式、文种等的过滤，便于用户在短时间内快速获取所需文献。

（三）文献评价工具

FMJS 通过强大的 IT 技术和基于语义的链接能力，将一流质量的多项医学文献评价工具、智能化网络搜索引擎（如 PubMed 相关文献、SCI 期刊查收、Google 引文等）无缝地引用在一个系统里，对检出文献来源进行权威性分析、引用关系分析、质量鉴别，实现对医学文献垃圾信息的淘汰和质量重要性的评价，帮助不懂检索的用户快速地在全球的学术研究中找到最前沿、最相关和最有价值的临床医学情报信息，在扩展和加深信息检索的广度与深度的同时，加速医学科学发现与创新的进程。

（四）获取全文

FMJS 集中揭示了文献的多种全文获取通道，包括揭示 PubMed 电子资源通道、国内馆藏资源通道、馆际互借通道，可方便用户快速地利用各种全文信息资源通道，快速获取所需文献全文。

1. 免费文献

FMJS 揭示了 5000 余种 OA 期刊文献的免费获取通道，查检者可直接点击免费文献标识，快速获取互联网上公开的免费全文。

2. PubMed 电子资源通道

FMJS 可揭示出文献出自于哪些数据库，如果用户有此文献的相关使用权限，可直接点击该数据库图标，登录到相关出版商网址，即时获取所需文献全文。

3. 国内馆藏资源通道

FMJS 揭示了文献在国内各省的馆藏信息，用户可利用此通道共享本地的期刊馆藏资源，从而有效地解决我国临床医生获取全文耗时长、花费高的难题。

4. 馆际互借通道

FMJS 揭示了国内各大图书馆进口的数千种纸质文献的馆藏出处，用户点击馆际互借按钮可向拥有使用权限的馆藏图书馆提交"全文馆际互借申请"，最终完成图书馆与用户之间点对点的馆际互借服务。

5. 全文通道

全文通道揭示出文献被全文数据库和纸质版收录的情况，并与免费文献、馆际互借通道、国内馆藏资源通道揭示等共同构成现行版 FMJS 全文获取多通道揭示的架构。

四、人性化设计

FMJS 除在检索方面追求简洁完善外，在平台应用上更是融合了很多人性化的设计。

1. 全中文页面

极具中国特色的全中文页面设计，非常符合我国大众用户的使用习惯。

2. 题录输出

题录输出可自由选择字段、格式、字体、字号等进行相关下载与打印，操作方便灵活。

3. 显示文摘

FMJS 的检索结果页面在默认情况下，只显示每条文献的题名、作者、出处、相关链接、通道揭示等内容，点击"显示文摘"，会显示联系地址、ISSN、结论、摘要、语种、出版国、文献类型、主题词等内容，便于用户更多地了解文献的详细信息（图 5 – 17）。

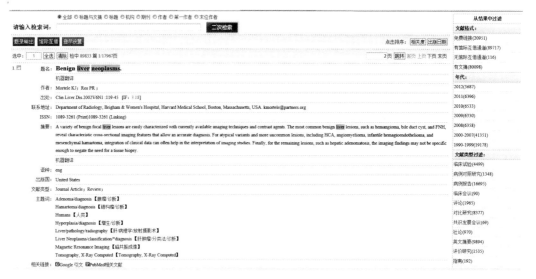

图 5 − 17　FMJS 检索结果文摘细览界面

4. 机器翻译

点击题名、摘要下的"机器翻译"可实现英文题名、摘要的英汉翻译，便于查检者直观获取文献题名、摘要，实现快速阅读。

5. 鼠标即指翻译

每当鼠标掠过单词就会弹出浮动翻译窗口，显示词义，便于用户轻松阅读文献文摘，费时不过几分钟。方便用户查阅专用术语，提高阅读英文文摘的速度和能力。

6. 主题词中、英文对照

文献信息栏的摘要中直观显示中、英文关键词，便于用户快速掌握文献的中、英文关键词，有效满足短时间内掌握文献关键词的需要。

7. 显示设置

FMJS 的检索结果页面左上方，点击"显示设置"，可分别对每页篇数、排序方法、词典功能、检索高亮等方面进行个性化的设置。

第三节　其他外文医学数据库

一、Embase. com 数据库

Embase. com 数据库是由荷兰 ELSEVIER 公司于 2003 年开发研制的生物医学与药理学文献数据库，涵盖 70 个国家/地区出版的 7000 多种刊物，特别是涵盖大量的欧洲和亚洲的医学刊物。Embase. com 将 Embase（1974 年推出）中的超过 1100 万条生物医学记录与 900 万条独特的 MEDLINE 记录（1966 ~ 目前）相结合，在直观、友好的界面上同步检索 Embase 和 MEDLINE，涵盖了整个临床医学和生命科学的广泛范围，是最新、被引用最广泛和最全面的药理学与生物医学书目数据库。Embase. com 数据库网址：http：//www. embase. com。

二、SciFinder Scholar 数据库

SciFinder Scholar 数据库是美国化学文摘社（CAS）设计开发的世界上最先进的科技文献检索和研究工具，它包括化学文摘 1907 年创刊以来的所有内容，更整合了 MED-LINE 医学数据库和分布世界的 50 多家专利局的全文专利资料，是涉及学科领域最广、收集文献类型最全、提供检索途径最多、数据最为庞大的世界性检索工具，涵盖的学科涉及生物学、药学、遗传学、食品科学、材料学、环境科学、农学和地质学等诸多领域。它有多种先进的智能检索途径，只需轻点鼠标就可进入全世界最大的信息数据库，超过 50 种的限定方法帮助用户快速突破文献检索堡垒，还可以通过 Chemport 链接到全文资料库以及进行引文链接。数据库网址：http：//scifinder. cas. org。

三、BIOSIS Preview 数据库

BIOSIS Previews 数据库（简称 BP）是由美国生物科学信息服务社（BIOSIS）生产的世界上最大的有关生命科学的文摘索引数据库。该数据库对应的出版物是《生物学文摘》（Biological Abstracts，1969 至今），《生物学文摘 - 综述、报告、会议》（Biological Abstracts/RRM，1980 至今）和《生物研究索引》（BioResearch Index，1969 ~ 1979）。BP 收录了世界上 100 多个国家和地区的 5500 多种期刊文献和 1650 多种非期刊文献，如学术会议、研讨会、评论文章、美国专利、书籍、软件评论等。数据库每周更新，每年大约增加 56 万条记录。BP 报道的学科范围广泛，涵盖所有生命科学，内容偏重于基础和理论方法的研究。BP 是从事生命科学研究、教学等方面的科技工作者和教师、学生查阅、收集相关信息资料的重要资源。数据库网址：http：//biosis previews. isihost. com。

复 习 题

一、名词解释

1. 截词检索

2. 精确短语检索

3. MY NCBI

4. 单篇引文匹配器

5. 鼠标即指翻译

6. 文献过滤器

二、问答题

1. PubMed 的检索途径和方法有哪些？

2. 什么是 PubMed 的字段限定检索？

3. 列举出 10 个 PubMed 常用的检索字段，写出其中英文全称和缩写。

4. PubMed 数据库自动转换匹配检索的含义是什么？

5. FMJS 数据库的检索方法有哪些?

6. FMJS 数据库的自由词检索与高级检索有何区别?

7. 什么情况下需要用单篇引文匹配器?

8. FMJS 检索融合了哪些人性化设计?

第六章　计算机医学信息检索

　知识要点

1. 了解计算机信息检索的基本概念、原理及其发展。
2. 了解计算机信息检索系统的构成和数据库相关知识。
3. 熟悉计算机医学信息检索的基本技术与步骤，能够熟练使用。
4. 熟悉搜索引擎相关知识，能够熟练使用 Google 等检索医学资源。

第一节　计算机信息检索概述

计算机信息检索最早出现于 20 世纪 50 年代，是计算机科学与文献检索科学相结合的产物，它开辟了人类获取信息的新纪元，创立了文献信息检索的新篇章。

一、计算机信息检索的基本概念

计算机信息检索是指人们根据特定的课题需求，运用计算机科学的方法，使用特定的检索指令、检索词和检索策略，从相关机读数据库中识别并获取所需文献信息的过程。

广义的计算机信息检索包括存储和检索两个过程。信息的存储过程即数据库的建立，是将分散的文献信息资料进行搜集、整理、标引，输入到计算机，以特定格式保存到存储介质中，形成机读数据库。检索过程即机读数据库的利用，就是狭义的计算机文献信息检索，是利用计算机从相关机读数据库中识别并获取所需文献信息的过程。

二、计算机信息检索的基本原理

计算机信息检索的原理（图 6-1）就是利用计算机将用户的检索提问标识与数据库中的标引标识进行比较，两者一致即为命中。简言之，即信息检索标识和存储标识匹配的过程。

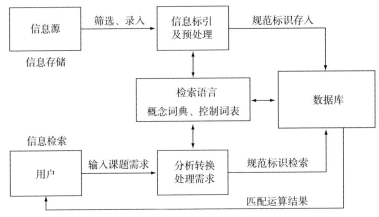

图 6 - 1 计算机信息检索原理示意图

三、计算机信息检索的发展历程

计算机信息检索的发展历程是与计算机技术、通信技术、信息存储技术及现代科学技术的发展紧密相关的。1954 年美国海军武器实验所利用 IBM - 701 型计算机建成世界上第一个计算机信息检索系统，开创了机检时代的新纪元。由此至今，计算机信息检索大致经历了四个阶段：

1. 脱机检索（20 世纪 50 年代到 60 年代中期）

20 世纪 50 年代美国最先突破传统的手工检索，将计算机用于信息检索，为解决信息存储和检索速度的问题开创了先河，机检语言的出现和发展使文献信息检索的自动化得以实现。自 1954 年美国海军武器实验所建立世界上第一个科技文献检索系统后，相继出现了一些典型的脱机检索系统，以 1964 年美国国立医学图书馆的医学文献分析与检索系统 MEDLARS 最为著名，对当时信息检索的发展起到了重要的作用。

脱机检索系统是由磁带作存储介质，顺序查找，不对一个检索提问立即作出回答，而是集中大批提问后进行处理，耗时长，不能人机对话，检索效率低，适合批量定题服务。

2. 联机检索（20 世纪 60 年代中期到 70 年代末）

20 世纪 60 年代，随着计算机运算处理能力的提高和大容量信息载体的出现，开始形成了一个主机带多个终端的联机系统，系统具有分时操作能力。第一个大规模联机检索系统是 1969 年美国国家航空航天局的 RECON 系统。1970 年美国洛克希德公司的 DI-ALOG 系统和系统发展公司的 ORBIT 系统相继建成。美国的 MEDLARS 也于 1970 年发展了联机系统 MEDLINE。70 年代随着卫星通讯、公共数据通信网的发展，联机检索也实现了国际联机检索。

联机检索是指检索人员利用检索终端，通过通讯线路直接与中央计算机以人机对话的形式检索自己所需的文献信息。优点是检索速度快，可根据检索结果随时调整检索策略。缺点是检索费用高。

3. 光盘检索（20 世纪 80 年代至今）

20 世纪 80 年代，随着人们对信息需求的逐步增长，数据库生产和服务的市场越来越大，CD - ROM 较之软盘存储容量大幅提升，1985 年出现了光盘数据库，如 MED-

LINE 和 CBMdisc 光盘版。

光盘检索是把文献信息储存在光盘上，借助光盘驱动器和计算机阅读的一种计算机检索方式。光盘检索系统具有设置简单、访问速度快、下载方便、安全性好、检索费用低等优点，被世界各地广泛采用。缺点是信息储存量有限，检索地点受限制。

4. 网络检索（20 世纪 90 年代至今）

随着光缆通信技术、国际互联网和超文本技术的发展，机检方式也步入了基于互联网的数据库检索和 Internet 开放资源检索并重的第四阶段——网络检索阶段。因特网是通过标准通信方式 TCP/IP 协议将世界各地的计算机与计算机网络互联而构成的一个结构松散、交互式的巨型网络，它实现了全球通讯和资源共享，是一个海量的文献信息资源库。诸多科研信息机构、高校、图书馆提供信息资源数据库的 Web 入口供用户检索，如 PubMed、OVID、中国知网、维普等等。另外，利用搜索 Google、Yahoo、百度等 Internet 搜索引擎也可以检索到大量信息资源，尤其是免费资源。

网络检索是指用户通过客户机/服务器接口软件，利用联网计算机检索网络信息资源的一种检索方式。网络检索具有信息更新速度快、信息量大、免费资源丰富、界面友好、检索地点方便的特点。缺点是部分信息资源的可靠性需要用户甄别。

目前，网络检索已经成为广大医务和科研工作者获取文献信息的最主要途径，前景广阔。就发展趋势来看，计算机信息检索正由传统检索向文本、多媒体、多载体、跨平台等新型检索发展；在深度上进一步探索智能化信息资源管理，如自动抽词、自动索引、自动检索、自动文摘、自动分类、Web 检索智能代理、数据挖掘、自动翻译等；在广度上进一步探索信息资源的网络化存储和分布式存储等。

第二节　计算机信息检索系统的构成

从物理结构上看，计算机信息检索系统主要由三部分构成：计算机硬件、软件和数据库。硬件是指系统中采用的各种硬件设备，主要包括主机、外围设备以及数据处理与数据传输有关的其他设备。其中，服务器端的硬件配置直接决定了检索系统的响应速度和数据容量。软件部分负责发挥硬件的功能，用以实现信息的存储、加工、检索、传输以及整个系统的运行管理，包括系统软件和应用软件。数据库是检索系统中的信息源，是一系列信息记录的集合，是衡量检索系统规模大小的重要标志，本节主要介绍数据库的基本知识。

一、数据库的概念

数据库（Database，DB）是指存储在计算机内，有组织、可共享的数据集合。计算机文献信息检索中的数据库是指一定专业范围内的信息记录及其索引的集合体，是机检系统的核心部分，是用来存储和查找文献信息的电子化检索工具。

数据库中的数据按一定的数据模型组织、描述和存储，具有较小的冗余度、较高的数据独立性和易扩展性，并可在一定范围内为各种用户所共享。

二、数据库的类型

数据库的类型多种多样，按不同标准划分有不同的类型，根据数据库中存储的文献信息内容分类，可分为下列几种形式：

1. 书目数据库（Bibliographic Database）

书目数据库又称参考型数据库，主要是指存储二次文献信息的数据库。其收录的文献信息主要是书目、索引、文摘等二次文献，可用于检索某学科有哪些出版物，某著者有哪些著作，某书的书名、著者、出版商等一些简单而基本的信息以及原始文献的线索，指引用户根据线索获取充分信息。如美国《医学索引》（Index Medicus，IM）相应的文献数据库是 MEDLINE。目前，书目数据库是使用最广泛、地位最重要的一种数据库。

2. 事实数据库（Fact Database）

摘录、编辑和存储一定范围内的科学事实、知识数据的数据库，如医用数据咨询库 PDQ（Physician Data Query）。

3. 全文数据库（Full－text Database）

记录原始文献全文的数据库。近年来发展迅速，目前全文数据库约占数据库总量的 1/3，医药卫生方面的全文数据库也越来越多。其优点是免去了检索书目数据库后再去获取原文的麻烦，同时提供全文字段检索，有助于文献的查全，如中国学术期刊全文数据库、中文科技期刊全文数据库等。

4. 数值数据库（Numeric Database）

存储原始文献中有关科研数据、数值，包括各种统计数据、实验数据、预测数据等。如美国国立医学图书馆编制的化学物质毒性数据库 RTECS，包含了 10 万多种化学物质的急慢性毒理实验数据。

5. 多媒体数据库（Multimedia Database）

能够存储声音、图形、图像、文本、表格等多种文件类型的数据库，如美国的蛋白质结构数据库 PDB。该数据库可以检索和观看蛋白质分子的三维结构。

三、数据库的结构

存储有海量文献信息的数据库是按以下几个层次构建的（图 6－2）：一个数据库划分为若干个文档；一个文档存储一定数量的记录；每一个记录由若干个字段组成；每个字段内有若干文本信息。

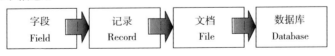

图 6－2 数据库的结构层次

1. 文档（File）

文档是数据库中数据组织存储的基本形式，是数据和信息的有序集合，由若干条记录组成，一个或若干个文档构成一个数据库。文档分为顺排文档和倒排文档。顺排文档是数据库的主体，又称主文档。顺排文档是按文献记录的输入顺序（即文献号）顺排的文档，检索结果的信息都来自于顺排文档。倒排文档是把顺排文档中的标引词抽出，按标引词的字母顺序依次排列而成的文档，是快速检索顺排文档的工具。在一个数据库中可以有若干个倒排文档，如主题索引、著者索引、刊名索引等。大型数据库一般按所属学科、专业不同或依年代时间范围等划分为若干个文档，以便于选择检索，如中国生物医学文献数据库分为 6 个文档，Dialog 数据库包含有 400 多个文档。

2. 记录（Record）

数据库由许多记录组成，记录是构成文献数据库的基本信息单元，每条记录描述了文献的内部特征和外部特征。书目数据库中一条记录通常代表一篇文献，如一篇期刊论文、一本专著、一篇专利说明书、一篇会议论文、一篇学位论文等。

3. 字段（Field）

字段是记录的基本组成单元。文献数据库的记录、字段关系见图 6 – 3。书目数据库中的字段反映一篇文献的具体特征，如题名字段、著作字段、主题词字段、关键词字段、文摘字段、语种字段等。每个字段都有一个相应的标识符，以便计算机识别，如 TI 表示题名、AU 表示著作、SO 表示文献来源、AB 表示文摘。中国生物医学文献数据库（CBM）的记录包括 30 多个字段，MEDLINE 数据库完整的记录有 24 个字段。

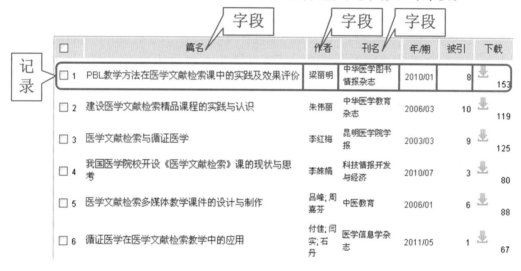

图 6 – 3　文献数据库的记录、字段示意图

四、医学相关的文献数据库

1. MEDLINE 数据库。

2. PubMed 数据库。

3. Web of Science。

4. OVID – EBM 循证医学数据库。

5.《医学文摘》数据库（EM）。

6.《生物学文摘》数据库（BA）。

7. Journal Citation Reports 数值数据库（JCR）。

8. 中国知网（CNKI）– 期刊、学位论文全文数据库。

9. 中文科技期刊全文数据库（维普）。

10. 万方数据 – 期刊、会议、学位论文数据库。

11. 中国生物医学文献数据库（CBM）。

12. 中文生物医学期刊数据库（CMCC）。

13. 中医药文献数据库。

第三节　计算机医学信息检索的基本技术和步骤

计算机信息检索的过程实质上是通过对一个或多个检索词的计算机运算，在数据库中查找到标识匹配文献的过程。其中，检索运算符是用于连接检索词、构建检索提问式、实现检索策略的基础，主要包括逻辑算符、截词符、字段限定符、位置算符、精确匹配符等。

一、计算机医学信息检索的基本技术

（一）布尔逻辑检索

布尔逻辑检索是计算机检索最基本、最重要的运算方式，是利用逻辑算符对若干个检索词进行组合表达检索要求的方法。布尔逻辑运算符主要有 3 种：逻辑"与"（AND，＊）、逻辑"或"（OR，＋）和逻辑"非"（NOT，－），两个或两个以上检索词要用布尔逻辑运算符组合表达检索词之间的关系。

1. 逻辑"与"

表示两个检索词必须同时出现，表示"相交"关系（图 6 – 4）。有"AND"，"＊"，"并且"，"与"等表达形式。检索式：A AND B（或 A ＊ B）。该运算符可缩小检索范围，提高查准率。CNKI 期刊全文数据库中逻辑"与"检索实例"肾衰竭 AND 手术"见图 6 – 5。

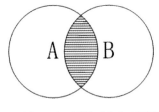

图 6 – 4　逻辑"与"示意图

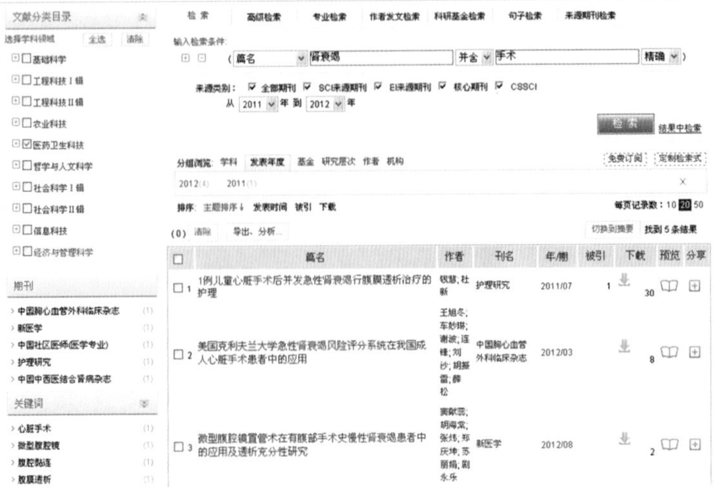

图 6 – 5　CNKI 期刊全文数据库中逻辑"与"检索界面

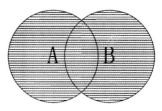

图6-6　逻辑"或"示意图

2. 逻辑"或"

表示两个检索词至少出现其中一个，表示"并列"关系（图6-6）。有"OR"，"+"，"或者"，"或"等表达形式。检索式：A OR B（或 A+B）。该运算符可扩大检索范围，提高查全率。CNKI期刊全文数据库中逻辑"或"检索实例"肾衰 OR 肾衰竭 OR 肾功能衰竭"见图6-7。

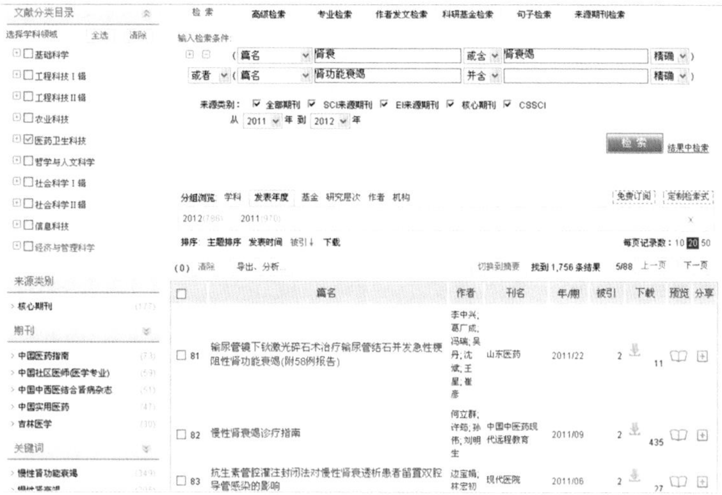

图6-7　CNKI期刊全文数据库中逻辑"或"检索界面

3. 逻辑"非"

表示含有检索词 A 而不含检索词 B 的信息集合，表示"不包含"关系（图6-8）。有"Not"，"-"，"不包含"，"排除"等表达形式。检索式为：A NOT B（或 A-B）。该运算符可通过从某一检索范围中去除某一部分文献的方式，达到缩小检索范围、提高查准率的目的。CNKI期刊全文数据库中逻辑"非"检索实例"肾衰竭 NOT 慢性"见图6-9。

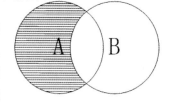

图6-8　逻辑"非"示意图

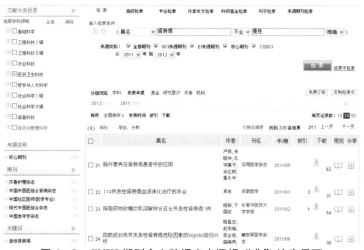

图6-9　CNKI期刊全文数据库中逻辑"非"检索界面

4. 逻辑算符运算次序

在一个检索式中如果含有两个以上的逻辑算符，其优先级运算顺序是：（ ）＞逻辑"非"＞逻辑"与"＞逻辑"或"。

例如，在 CBM 检索系统中，"肝炎 AND 药物疗法"检索出来的结果是治疗肝炎的药物文献；"肝炎 AND NOT 甲型肝炎"检索出来的结果是除了甲型肝炎以外的所有肝炎文献。

（二）截词检索

截词检索就是把检索词截断，取其中局部字符串，再加上截词符号一起输入检索，凡满足这个检索词局部中的所有字符串的文献，均为命中的文献。截词检索可以扩大检索范围，防止漏检，在西文检索中广泛应用。按截断的位置可分为后截断（右截）、前截断（左截）和中截断三种类型。截词符分为有限截词（替代 0 个或一个字符，如"？"）和无限截词（替代 0 个或任意多个字符，如"＊"、"＄"）

以 Web of Knowledge 为例，右截 compute＊可检索到 compute，computers，computed 等；中截 com＊ers 可检索到 comers，computers，combiners 等；左截＊computer 可检索到 minicomputer，microcomputers 等；右截 compute？可检索到 compute，computes，computer 等。

（三）限定检索

通过限定检索，将检索结果限定到某一范围内，如年份、文献类型、语种、全文等，使检索结果更为精确，能够提高检索的查准率。使用字段限制符通常分前缀和后缀两种形式。前缀如：AU ＝限查特定作者，JN ＝限查特定刊名，LA ＝限查特定语种，PN ＝限查特定专利号，PY ＝限查特定年代。后缀如：/TI 或 in TI 限在题目中查，/AB 或 in AB 限在文摘中查等。目前大多数检索系统提供菜单式界面供用户设定检索限定条件，无需记住及输入字段代码。此外也可以用 ＞、＜、＞＝、＜＝等符号进行时间上的限定。

如 aspirin in TI 可以检出所有标题中含有 aspirin 的文献；LA ＝ English 可以检出语种是英文的文献；PY ＞＝2012 可以检出 2012 年以来发表的文献。另外，词频限定是限定检索词在指定字段中至少出现的次数，如限定词频为 3，即该检索词必须在选定字段中至少出现 3 次。

（四）邻近检索

邻近检索是以原始记录中的检索词和检索词间的特定位置关系为对象的运算，即用位置运算符，如 near（N），with（W）等连接两个检索词，表示要求两个检索词必须同时出现在同一记录（或字段）中，并且两词的相互位置必须符合规定的相邻度才能被检出。使用位置运算符可以增强选词的灵活性，弥补布尔逻辑检索、截词检索的一些不足，从而提高文献检索的水平和筛选能力，但提供位置运算符的检索系统并不多。

如 tongue W/2 base 表示两个检索词中间最多允许插 2 个词，词序可以互换，可检出短语 base of the tongue，base of tongue，tongue base 等，用于检全同一概念的不同表达形式。

（五）精确匹配

精确匹配是利用精确匹配算符严格按输入的词组或短语形式匹配，不能插词，词序不能互换。表达形式：英文半角 " " 或界面提供的 "精确匹配" 选项。如果短语中含禁用词（and，or，not 等），必须用 " " 括起，否则系统将把 and 作为逻辑运算符处理。如 "acute and chronic low back pain"。

二、计算机医学信息检索的基本步骤

通常情况下，用户的检索目的和检索习惯不同，其检索方法、检索途径也会有差异，但检索的基本步骤是一致的。正确的检索步骤是取得最佳检索效果的保证。计算机医学信息检索流程见图 6 – 10。

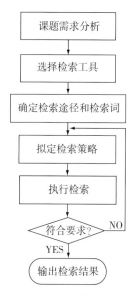

图 6 – 10　计算机医学信息检索流程

（一）课题需求分析

课题需求分析是检索的准备阶段，要求细致、全面，要弄清课题的研究范围、学科领域和专业性质，涉及哪些相关问题，需要解决哪些问题，还有哪些具体要求等。

例如，检索目的是课题申报、专利申请、技术改造创新还是著书立说？所需文献量是查最新、查最全还是查最准？学科领域是独立学科还是交叉学科？然后进行医学文献主题分析，外部特征方面要明确信息的语种、年代范围、类型及著者等，内部特征方面要用自然语言准确表达出这些内容和概念，以便机器语言的正确转换，抽象、泛指的概念易造成误检、漏检。

(二) 选择检索工具

检索工具种类繁多，各具特色，主要包括文献数据库、事实数据库、数值数据库、搜索引擎等，只有选择恰当的检索工具，才能全面、快速、准确地完成检索任务。通常根据检索特点、专业范畴、信息类型、链接方式、存储期限、检索费用和便捷程度等项目选择检索工具。

一般而言，检索特征型知识常用到事实、数值类数据库以及搜索引擎。例如，查找某概念的确切含义，如"什么是纳米载药系统"；查找某概念的背景知识，如"谁先发现了传染性蛋白"；查找某些事物的数值及量化指标，如"阿司匹林的中毒剂量"。检索关联型知识常用到文献数据库。例如，查找某一类学科一般知识，如"有关口腔内科学有哪些专著"；查找学科专业领域的新进展，如"有关口腔黏膜给药系统研究的综述文献"；查找专业课题相关的研究文献，如"气体小分子在心肌保护中的作用机制"。

(三) 确定检索途径和检索词

检索途径是检索的切入口，也就是检索文献信息时所依据文献信息的某种特征。根据待检课题的学科专业范围、主题内容在检索工具中确定检索途径，如分类途径、主题途径、著者途径等。检索词又称检索标识，是检索需求的最基本的单元，将待检课题的主题内容转换成检索系统采用的检索词（规范词或自由词），经合适的组配才能得到满意的检索结果。常用检索途径及其相应检索词见表 6 – 1。

表 6 – 1　常用检索途径及其检索词

检索途径	检索词
分类检索	分类名、分类号
主题检索	规范词、自由词
著者检索	著者姓名
刊名检索	刊名缩写与全称
机构检索	机构名称缩写与全称
引文检索	被引著者、被引期刊等

(四) 拟定检索策略

先构筑检索提问式。检索提问式简称检索式，是用户向检索系统表达检索需求的逻辑表达式。它把选择好的检索词用各种逻辑算符、位置算符及系统规定的其他符号连接起来，形成完整的检索概念，供计算机检索系统识别处理。它是检索策略的具体体现，是决定检索质量和效率的重要因素。

例如，课题"2009～2012 年甲型流感的防控研究"

课题析出检索词：甲型流感，防控 概念延伸：H1N1，甲流，预防，控制。

选择检索途径：自由词检索。

精准检索则限定"题名"字段。

准确、全面检索则限定"主题"字段（题名、关键词、摘要）。

检索提问式：（甲型流感 OR H1N1 OR 甲流）AND（预防 OR 控制 OR 防控）。

字段限制为题名，时间限制为 2009～2012（图 6－11）。

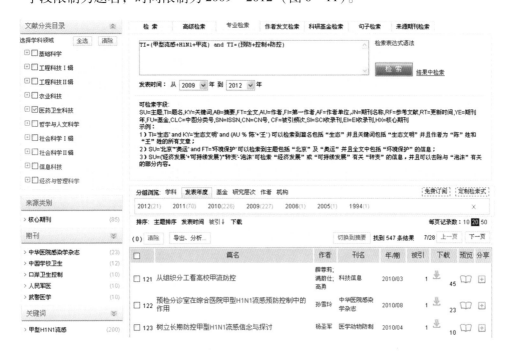

图 6－11　CNKI 期刊全文数据库表达式检索界面

（五）执行检索

在计算机信息检索中，常常出现文献信息过少甚至为零，或文献资料过多的情况，应及时调整检索策略进行二次检索。现阶段，计算机检索系统的人机对话界面友好，不仅提供菜单项的方式，检索式也可以多次修改直至满意。执行检索时可以从查全和查准两个指标进行分析，改进对策。

1. 如果检索结果太少，可以扩大检索范围，提高查全率。方法如下：

（1）主题词检索时，尽可能扩展检索。

（2）自由词检索应用 OR 运算符连接全部同义词及相关词。

（3）采取截词法检索一个词的全部可能形式。

（4）删除 AND 连接的次要检索词。

（5）增加检索字段、延长检索年限。

（6）增加数据库进行跨库检索。

2. 如果检索结果过多，应在一定的查全基础上进行缩检，提高查准率，方法如下：

（1）提高检索词的专指度，换用最专指的主题词或自由词。

（2）应用副主题词对主题词进行限定，以检索特定研究方面的文献。

（3）把检索词限定在主要字段，如篇名、主题词等字段方面。

（4）减少使用截词和 OR 运算符，多用 AND、NOT 运算符。

（5）限定检索字段。

（6）进行核心期刊、主要主题词、相关类目检索。

（六）输出检索结果

检索结果的输出是整个检索过程的最后一步，用户可以要求检索系统按照一定的格式输出检索结果。输出结果通常有题录、全文、整个网页等。

第四节　Internet 开放资源检索工具——搜索引擎

近年来，随着国内外因特网用户数量的几何级增长，信息资源网络化成为一大潮流，它已深入到人类生活的方方面面，越来越多的个人和机构在网上发布、查询和使用信息，充分利用网络信息也成为信息社会人们必备的技能。对于网络化医学信息资源的检索，除利用医学文献数据库外，也可以充分利用网上的搜索引擎、专业网站、FTP 站点、论坛及博客等平台来搜集各种所需的医学信息资源，特别是免费、开放的资源。

一、搜索引擎的概念

互联网蕴含着丰富的信息，而且规模数量日益庞大，人们要想在 Internet 快速、准确地查找到所需的信息，就需要借助搜索引擎。搜索引擎（Search Engine）是指采用信息自动跟踪标引技术，定期搜索互联网中的信息，然后对搜集来的信息进行预处理，建立索引数据库，实时响应用户的查询需求，并对查找到的结果按某种规则进行排序后反馈给用户的查询系统，它包括信息收集、信息整理和用户查询三部分。

利用搜索引擎检索的优点是便捷、免费、范围广，可及时获取新增信息。其缺点在于检索准确性不是很高，内容可靠性需要用户甄别，与用户的检索需求有一些差距。

二、搜索引擎的分类

（一）按照工作方式划分

1. 全文搜索引擎（Full Text Search Engine）

全文搜索引擎是指通过从互联网上提取的各个网站的信息而建立的数据库中检索与用户查询条件匹配的相关记录，然后按一定的排列顺序将结果返回给用户。该类搜索引擎的优点是信息量大，更新及时，无需人工干预。缺点是返回信息量过多，有很多无关信息，用户必须从结果中进行筛选。一般来说，全文搜索引擎适合于检索特定的信息及较为专深、具体且类属不明的课题。典型代表为 Google 和百度等。

2. 目录索引类搜索引擎（Directory/Index Search Engine）

目录索引类搜索引擎提供按类编排的因特网网站目录，各类下面排列着属于这一类别的网站和网址链接，有的搜索引擎还提供各个网站的内容提要。其优点是能将信息系统分门别类，便于用户清晰而方便地查找某一大类的信息，符合传统的信息查找方式。目录索引类搜索引擎最具代表性的有雅虎，国内的新浪、搜狐、网易搜索也都属于这一类。

3. 元搜索引擎（Meta Search Engine）

元搜索引擎在接受用户查询请求后，同时在多个搜索引擎上搜索，并将结果返回给用户。InfoSpace 是著名的元搜索引擎，中文元搜索引擎中最具代表性的是搜星搜索引擎，在医药领域中，具有代表性的元搜索引擎是 MedNets 的 MEDetective。

（二）按检索内容划分

1. 综合性搜索引擎

综合性搜索引擎主要以网页和新闻组为搜索对象，在采集和标引信息资源时不限制资源的主题范围和数据类型，包罗万象，用户可利用它检索任何方面的信息资源。其信息覆盖范围广，适用用户广泛，如 Yahoo、Google、百度等均属于综合性搜索引擎。

2. 专题性搜索引擎

专题性搜索引擎是专门采集某一学科或某一主题范围的信息资源，并用更为详细和专业的方法对信息资源进行筛选整理、重新组织而形成专业性的信息检索系统，能针对用户的特定需求提供信息。特定用户只要登录到相应的搜索引擎即可迅速、准确地找到符合要求的精准信息。因此，它在提供专业信息资源方面要远远优于综合性搜索引擎。高质量的专题性搜索引擎是学科专业领域的研究人员获取网上信息资源的重要工具，如医学专业搜索引擎 Medical Matrix、Medscape 等。

3. 特殊性搜索引擎

特殊性搜索引擎是针对特殊用途、特别用户群推出的专用搜索引擎，它是专门搜集特定的某一类型信息资源的检索工具。例如，专门搜集电话、人名、地址和图像等。

三、搜索引擎的使用

（一）Google 搜索引擎

1. 简介

Google（谷歌）1998 年创建于美国加利福尼亚山景城，网址 http：//www. google. com，是目前全球公认规模最大、用户最多、网络信息资源极其丰富的搜索引擎。近期数据显示，Google 约占全球 65% 以上的搜索市场份额，覆盖全球 200 多个国家和地区，有 100 多种界面语言和国际域名，良好支持中文，为用户提供了最便捷的网上信息查询方法，可搜索网页数量巨大，检索速度极快，每天提出的搜索请求达 2 亿次以上，为世界各地的用户提供适需的搜索结果。Google 用户界面友好，功能强大，特点突出，技术先进，深受用户的喜爱。

Google 搜索引擎界面非常简洁，易于操作。主体部分包括一个长长的搜索框，外加两个搜索按钮、LOGO 及分类搜索、高级搜索等标签。Google 主页见图 6 – 12。

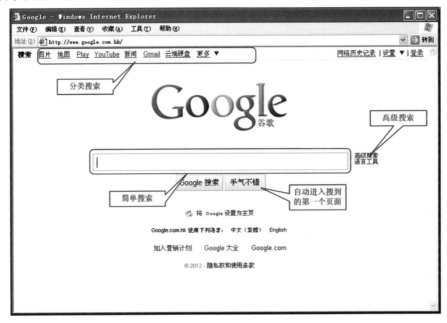

图 6 – 12　Google 主页

2. Google 的功能特色

（1）专利网页级别技术　PageRank 能够提供准确率极高的搜索结果。

（2）强大的网页搜索功能　检索响应速度极快，搜索时间通常不超过 0.5 秒。

（3）超文本匹配分析技术　不仅可以根据关键词在网页上出现的次数，还可对该网页的内容及该网页所链接的内容进行全面筛查，以决定该网页与检索需求的匹配程度。

（4）智能化　"手气不错"定位检索功能，可自动定位到可能最符合要求的网站，省时方便。

（5）个性化设置　可以按照自定义设置界面语言、搜索语言、自动填充、结果数量、结果视窗、简繁转换等。通常情况下，Google 会自动地根据用户使用的浏览器设置相应的语言界面，跨越了语言障碍。

（6）网页快照和类似网页　网页快照用于在无法访问或找不到原来的网页时使用，方便用户查看原网页的内容。类似网页是搜索与这一网页相类似的网页，并且通常都是查询同一级别的网页。

（7）便捷的语言工具　提供多语言转换、简繁转换、单词解释和网页翻译等功能。

Google 除具备基本的网页搜索功能外，还有诸如图书搜索、图片搜索、新闻搜索、视频搜索、地图搜索、博客搜索、学术搜索等强大的资源搜索功能。另外，新增的移动搜索功能可以利用手机随时随地进行搜索。就检索方式而言，Google 支持简单搜索、布尔逻辑检索、限制检索、精确检索和高级搜索等。

3. Google 的检索方式

（1）简单搜索　Google 的首页排列了网页、图片、新闻、地图等几项检索服务，默认是网页搜索。搜索时，仅需在搜索提问框中输入查询内容，敲回车键或单击"Google搜索"按键即可得到相关查询内容。"手气不错"按钮直接链接到 Google 推荐的最佳相关网站。

（2）语法规则

逻辑"与"：用空格表示，无需添加"and"或"AND"，如 hepatitis therapy。如果缩小搜索范围，只需输入更多的关键词，最多可输入 10 个检索词。

逻辑"或"：用大写的 OR 连接多个词，如 cancer OR neoplasm。

逻辑"非"：用减号"－"表示，"－"前必须有空格。如 kidney stone －child。

短语检索：用英文双引号括起词组或短语，表示精确短语匹配检索，如"hepatitis therapy"。

自动拼写检查：当输入出错时提示拼写建议；对一些无助检索的词列为禁用词进行忽略，如"的"、"吧"、"呢"、"该"、"某"、"the"等类型常用字词和字符；标点符号、特殊字符及一些降低搜索速度却不能改善搜索结果的数字和字母也会被忽略；如需强制检索，用短语检索方法表达；不区分大小写，对字母默认视为小写，如"SUR-GERY"和"surgery"搜索的结果是一样的，但专业地名、人名除外；不支持单词多形态和截词功能，若要检索单复数等不同词型的词，用 OR 连接。

限定范围检索：检索词后面用位置代码（Site 网站、Link 链接指向某个 URL 地址的网页、Internet 网址、Intitle 标题、Filetype 文件类型）加冒号，可限定检索词出现在相应的位置。

智能汉字简繁自动转换：这不是简单的字符变换，而是简体和繁体文本之间的翻译转换。如简体的"计算机"会对应于繁体的"电脑"。当搜索所有中文网页时，Google会对搜索项进行简繁转换后，同时检索简体和繁体网页，并将搜索结果的标题和摘要转换成与搜索项相同的文本，便于阅读。

（3）高级搜索　点击主页的"高级搜索"链接，进入高级搜索页面（图 6-13）。在高级搜索页面，用户只需在相应的菜单选项中输入检索词或选择限定项即可。其可限定的条件包括：①限定某一搜索必须包含或排除特定的关键词或短语（每个检索框只能输入检索词，不可输入运算符）；②指定检索某种语言、文件格式的网页；③限定要查询的网页更新的日期；④指定查询字词位置（网页中的任何地方、网页的标题、网页的内容、网页内的网址、网页的链接内）；⑤限定搜索某一类域名的网页；⑥搜索特定网页。

（4）检索结果　Google 检索结果均默认按相关性由大到小排序。网站检索显示的内容主要包括：网页标题、网页内相关文本（显示网页内检索词出现位置的上下文）、网址及网页文件大小和更新日期、网页快照、类似网页和子网页等。类似网页用于搜索与该网页类型、内容相似的其他网页，对于同属于一个网站的多个检索结果，Google 将最

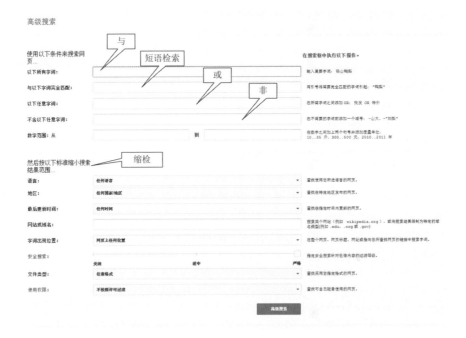

图 6 - 13 Google 高级搜索界面

相关的列在最前面，其余网页选择其中之一作为子网页，缩进若干字符排列其后，其他未列出的该站内相关网页，可点击站内的其他相关信息链接查看。如果检索出的结果太多，可点击显示页面底部的"在结果中搜索"链接，再输入新的检索词进行二次检索。

4. Google 学术搜索

2004 年 11 月，Google 发布 "Google Scholar"（Google 学术搜索），这是一个关于学术文献资源搜索引擎。2006 年 1 月，Google 公司宣布将 Google 学术搜索扩展至中文学术文献领域。Google Scholar（图 6 - 14）作为 Google 提供的搜索服务功能之一，是目前规模最大的学术文献资源搜索引擎，几乎所有学术期刊及有名的电子书都进入了它的索引，但是 Google 不提供下载，除非它本身就是免费的。除简单搜索外，Google Scholar 也支持高级搜索。

Google Scholar 不仅从 Google 收集的上百亿个网页中筛选出有学术价值的内容，而且最主要的方式是通过与传统资源出版商的合作来获取足够的有学术价值的文献资源。进入中文版 Google Scholar 的主要是论文、著述、文摘、技术报告等学术科研文献，它们的最终源头是各学术出版物、专业学会、预印本库、大学及专业学术性网站等。

Google Scholar 的检索结果按相关度排序，文章的作者、出版者知名度和文献引用量等也都是进行排序的重要依据，该篇文章或该本书的作者越出名，其学术专业的价值地位就越高，在排序的时候就越靠前。

例：在 Google 学术搜索，检索短语 influenza A（甲型流感）（图 6 - 15）。

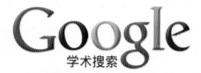

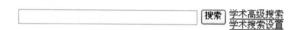

图 6 – 14　Google 学术搜索界面

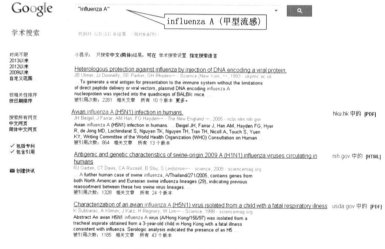

图 6 – 15　Google 学术搜索界面示例

5. Google 图书搜索

2004 年 12 月，Google 宣布联手纽约公共图书馆、斯坦福大学、哈佛大学、密歇根州大学以及牛津大学，将这些图书馆的全部或部分馆藏扫描，制成电子版向全世界读者开放。有人把这一发展与印刷术的发明相提并论，并且认为这一信息革命将改变世界。Google 图书搜索（图 6 – 16）是一个非常实用的功能，在页面中输入要查询的关键字搜索即可，结果可以看到图书的目次信息，可在图书里检索相关内容，可免费看 2 页相关内容的全文，可链接到网上书店购买喜欢的图书。Google 尊重知识产权，对于有版权的图书不提供免费浏览全文。

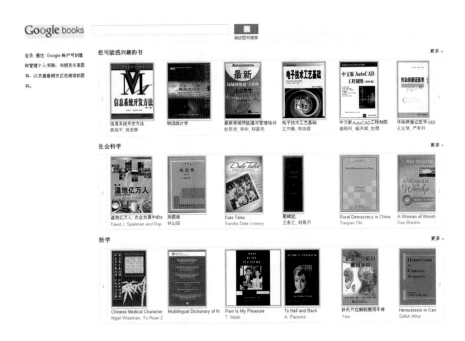

图 6 – 16　Google 图书搜索界面

（二）百度搜索引擎

1. 简介

百度（http：//www. baidu. com）2000 年 1 月创立于北京中关村，目前是全球最大的中文搜索引擎。百度主要提供基于全球因特网的中文网页检索服务，国内提供搜索引擎的门户网站中 80% 以上都由百度提供搜索引擎技术支持。百度搜索引擎有新闻、网页、贴吧、知道、MP3、图片、视频、地图等频道（图 6 – 17）。百度根据中文用户搜索习惯，开发出关键词自动提示、中文搜索自动纠错、百度快照、简繁体中文自动转换、相关搜索词等特色功能。

2. 检索方式

（1）简单搜索　直接在首页的检索词搜索框输入检索词，按回车键或"百度一下"按钮即可找出相关的网页和资料。

（2）语法规则

逻辑"与"：直接空格即可。如"高血压 诊断 治疗"。

逻辑"或"：用"｜"表示，"｜"前后必须同时有空格。如"中药 ｜ 中医药"。

逻辑"非"：用"－"表示，"－"前必须有空格。如"心律失常 －早搏"表示查找不含早搏的有关心律失常的文献。

百度搜索引擎不区分英文大小写。

精确匹配：①双引号：给查询词加上""，表示短语检索不拆分查询词；②书名号：百度独有的特殊语法，有两层特殊功能，一是书名号会出现在搜索结果中，二是被书名号括起来的内容不会被拆分，常用于查找名字很通俗、常用的那些电影或小说。比如，查电影"手机"，如果不加书名号，很多情况下出来的是通讯工具手机的资料，而

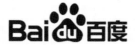

图 6-17　百度主页

加上书名号后,《手机》结果就都是关于电影方面的。

限定检索:①在网址前加"site:"可以限定只搜索某个具体网站、网站频道或某域名内的网页。如"医药卫生 site:www.sohu.com"表示在搜狐网站内搜索和"医药卫生"相关的资料,"site"前需有一个空格隔开。②在关键词前加"intitle:"可以限定只搜索网页标题中含有这些关键词的网页。如"intitle:口腔"将搜索网页标题中含有"口腔"的网页。③在关键词前加"inurl:"表示在网址中搜索含有关键词的网页。如"inurl:health"将搜索网址中含有"health"的网页。④文档类型前加"filetype:"表示查找特定类型文件中的资料,而不是一般网页。如"护理学 filetype:PDF"将在所有的 PDF 文件中搜索有关"护理学"的资料。

(3)高级搜索(图 6-18)　可以定义要检索网页的时间、地区、语言、文档格式、关键词出现的位置,还可以限定搜索结果中关键词出现的匹配方式、选择显示的条数以及根据检索需要进行个性设置。

图 6-18　百度高级搜索界面

（4）其他特色

百度快照：每个被收录的网页，在百度上都存有一个纯文本的备份，称为"百度快照"。当无法打开某个搜索结果，或者打开速度特别慢时，可以点击"百度快照"快速浏览页面内容。但是百度只保留文本内容，图片、音乐等非文本信息，快照页面还是直接从原网页调用。如果无法链接原网页，那么快照上的图片等非文本内容会无法显示。

相关搜索：如果无法确定使用哪个检索词才能找到满意的资料，可以先输入一个已知简单词语搜索，在结果显示的下方，百度会提供"相关搜索"列表，供用户选择相关搜索词。

拼音提示：如果只知道某个词的发音，却不知道怎么写，这时只要输入查询词的汉语拼音，百度就能把最符合要求的汉字提示出来。

错别字提示：搜索时常会因为输入错别字导致搜索结果不佳，百度会在搜索结果上方给出纠正提示。如输入"甲状线"，提示如下："您要找的是不是：甲状腺"。

百度词典：不仅支持英汉、汉英单词互译，更提供常见中文成语的智能翻译。常用释义、语法、句法一览无遗。只需在百度搜索框中输入查询的词语，百度词典就会自动辨别用户需求，并在搜索结果页面的搜索框的上面出现词典的链接，即可得到该词语的翻译结果。

3. 百度文库

2009 年，"百度知道文档分享"升级功能，并更名为"百度文库"，是百度供网络用户在线分享文档的开放平台（图 6-19）。用户可以在线阅读和下载包括课件、习题、论文报告、专业资料、各类公文模板以及法律法规、政策文件等多个领域的文献资料。百度文库平台上所累积的文档来自热心用户的积极上传。当前平台支持主流的.doc、.docx、.ppt、.pptx、.xls、.xlsx、.pot、.pps、.vsd、.rtf、.wps、.et、.dps、.pdf、.txt 文件格式。

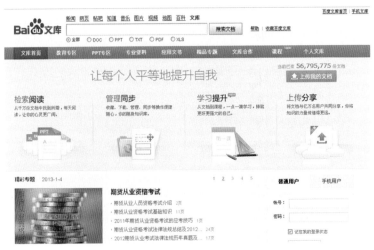

图 6-19 百度文库首页

（三）医学专业搜索引擎——Medical Matrix

1. 简介

Medical Matrix（医源，http：//www. medmatrix. org）由美国医学信息学会主办，创建于 1994 年，是世界著名的医学专业搜索引擎。它是一种由概念驱动的全文智能检索工具，包括 6000 多个医学网址，为医务工作者提供内容全面的网络医学信息资源，且该引擎站点质量高，经由美国医学情报协会 Internet 工作组编辑委员会严格筛选、审定。它是一个以医学主题词为基础的智能型检索引擎，主要提供临床医学资源关键词检索和分类检索功能，同时还提供诸如医学教育、医学软件、求职等相关信息。Medical Matrix 提供免费的邮件列表，定期发布网上医学资源变化情况的通知（图 6 – 20）。

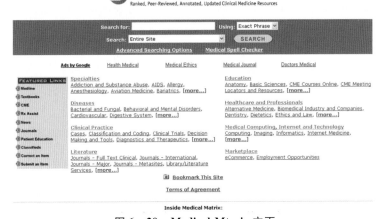

图 6 – 20　Medical Mtarix 主页

2. 检索方式

Medical Matrix 提供关键词检索和分类检索两种方式。

（1）关键词检索

①一般检索：只要在检索框内输入检索词，然后通过下拉式菜单选择合适的逻辑运算关系，有 AND、OR 和精确短语的匹配方式。在整站、新闻、临床病理图像、X线图片、患者教育、继续教育和药物 7 种资源类型的检索范围中选择所需的类型，然后执行检索。如果对某个词的拼写不确定，点击"拼写检查器"，可获得网上字典的帮助。

②高级检索：点击"高级检索"选项，进入高级检索页面。它与一般检索基本相似，只是进一步限定检索类型。在"搜索资源类型"条目下有 19 个复选框可供选择限定，如摘要、全文、消息等。

（2）分类检索　分类目录搜索是它的主要特色，分类详细，层次结构严密，分为专业、疾病、临床实践、文献、教育、保健和职业、医学计算机互联网和技术、市场 8 大类。每一大类下再根据内容的性质分为新闻、全文和多媒体、摘要、参考书、主要网址、操作手册、实用指南、病例、影像学和病理切片、患者教育、教育资源等亚类。

3. 检索结果

包括检索记录的序号、主页名称、星级、内容简介、详细内容等项目。其中，主页名称和详细内容都是超文本链接，点击后便可得到相关资料。

（四）其他常用搜索引擎及专业信息网站

1. 中国雅虎（http：//cn. yahoo. com）。
2. 搜狗搜索（http：//www. sogou. com）。
3. 新浪爱问（http：//iask. sina. com. cn）。
4. 有道（http：//www. youdao. com）。
5. Scirus（http：//www. scirus. com）。
6. Medscape（http：//www. medscape. com）。
7. 健康网搜索（http：//search. 39. net）。
8. 丁香园（http：//www. dxy. cn）。
9. 中国医学生物信息网（http：//cmbi. bjmu. edu. cn）。
10. 中国医药信息网（http：//www. cpi. gov. cn）。
11. 37 度医学网（http：//www. 37med. com）。
12. 医学导航（http：//www. meddir. cn/）。

复 习 题

一、问答题

1. 计算机信息检索的基本原理。
2. 网络检索的特点。
3. 计算机信息检索系统的物理构成。
4. 数据库按存储信息内容的分类。
5. 计算机医学信息检索的基本技术。
6. 布尔逻辑运算符的含义。
7. 计算机医学信息检索的基本步骤。
8. 搜索引擎按工作方式的分类。

二、操作题

1. 利用百度搜索"肾结石"有关的文献，并利用布尔逻辑再检索不包含"儿童肾结石"的有关文献。

2. 利用 Google 在线翻译将"阑尾炎、甲状腺、胆结石"译成英文，并将"surgery、hepatitis、psoriasis"译成中文。

3. 在中国学术期刊网络出版总库中浏览文献分类目录，查找药理学方面的综述文献。

4. CBM 数据库中利用主题途径检索"类风湿关节炎的药物治疗"方面的文献。

5. 在维普数据库中检索"2010~2012 年发表的关于糖尿病的预防"方面的文献。

6. 在 PubMed 中检索"肝癌的药物治疗"方面的文献。

7. 自选数据库检索国内关于口腔医学方面的杂志有多少种，并查出《中华口腔医学杂志》的英文名称、创刊年、主办单位、是否核心期刊等信息。

第七章　医学文献利用与写作

知识要点

1. 了解资料的收集与整理。
2. 了解医学科技查新工作。
3. 掌握医学论文写作的特点、格式与方法。

第一节　资料的搜集、整理与医学科技查新

一、资料的搜集、整理

掌握一套搜集和积累资料的方法，快速地获得所需的数据和文献，是医学生必备的一种信息素质。

（一）资料的搜集

资料的搜集过程包括医学实践获得的直接资料和文献信息资料，文献信息资料对医学实践起指导作用。

1. 资料搜集的原则

（1）针对性原则　搜集资料要具有很强的针对性，这样才不会浪费人力、物力。

（2）系统性原则　系统掌握所要搜集资料的各项情况，做到有的放矢。

（3）科学性原则　要求方法科学，材料准确，论点正确且客观。

（4）预见性原则　搜集资料既要考虑当前的需要，又要考虑未来发展的需要。

（5）时效性原则　搜集的资料应反映新成果，新动向。

2. 资料搜集的步骤

第一步分析内容，提炼主题概念。第二步根据主题概念涉及的学科范围，选择相应的检索工具。第三步根据不同的数据库，确定相应的检索途径与方法。第四步制定检索策略，评估检索结果，优化检索策略。第五步对检索结果进行保存、利用和分析。

3. 资料搜集的方向

（1）重视国家级核心期刊　核心期刊具有学术价值高、情报含量大、文献质量好

等特点，且能代表此学科的发展水平。在选择核心期刊时应注意：一是选择综合性核心期刊（如《中华医学杂志》）；二是关注与本学科直接相关的专科杂志，专科杂志具有专业性强、相关文献密度大等特点。

（2）重视应用现代先进的信息技术，充分利用各种现代技术和手段来获取所需的医学信息，如光盘、网络、数据库等，并且要知晓一些主要的医学网站。

（3）学会应用检索工具查阅相关资料。

（4）学会利用参考文献查阅有关资料。

（5）学会将科研论文与综述相结合。综述性文献一般具有较高的水平，往往能反映学科的最新动态，将科研论文与综述相结合会达到互补的效果。

（二）资料的整理

1. 资料的整理方式

主要包括手工整理和计算机辅助整理。手工整理包括制作卡片、全文复制和抄录。卡片一般包括题录式、文摘式和剪贴式。题录式只简单记录文献的篇名、著者和文献的出处即可。文摘式是在题录式的基础上再记录文摘信息。由于文献的类型不同，卡片上的著录项目也不同：比如期刊可著录论文题名、著者姓名、单位名称和地址、刊名、出版年份、卷（期）号、起止页码、语种，图书著录章节、著者姓名、单位名称和地址、书名、出版社、出版地、出版年份、该章节在书中的起止页等。计算机辅助整理是用计算机管理工具整理文献信息。

2. 资料的整理方法

主要包括分类和专题整理。分类是将搜集到的各类文献信息进行归类，如按照第一作者进行归类，或者按照自己的习惯制定一种分类方法进行归类，只要是获取的资料能充分、有效的利用就好。专题整理是指将搜集到的文献按照专题或者主题进行分门别类的归类整理。

二、医学科技查新

查新是为了对科学研究、成果进行科学化管理而开展的一项情报工作。据统计，我国的科研项目中有很多是重复性研究，这样不仅耗费大量的人力、物力，还严重影响了科技的发展。

（一）查新的含义及作用

1. 查新的含义

"查新"一词的本义是指新颖性检索。将新颖性检索引入到科研领域是我国科技界的一大创举。1997 年卫生部颁布了《卫生部医药卫生科技项目查新咨询工作暂行规定实施细则》，2003 年科技部在《科技查新规范》（修订稿）中对查新做了规范的定义：科技查新即查新，指查新机构的查新人员根据查新委托人的要求，按照本规范，围绕项目科学技术要点，针对查新点，查证其新颖性的信息咨询服务工作。医学科技新颖性的判定主要有四个原则：一是相同性排斥原则；二是单独对比原则；三是具体概念大于一般概念原则；四是突破传统原则。

2. 查新的作用

一是对主管部门而言，查新可为成果评审提供客观依据；二是对查新单位而言，查新可为科研立项提供论证依据；三是对查新委托人而言，查新可避免经济浪费，促进医学发展。

（二）查新的类型

1. 科技项目立项查新

科技项目立项查新是在课题立项之前进行的，其目的是查清是否有人进行过此研究、取得了怎样的成果，即真实反映该科研项目国内外研究状况和进展情况，避免科研项目的重复。

2. 科技成果鉴定查新

成果鉴定是对已经完成的科研项目进行检索，其目的是为专家评审提供情报依据。成果鉴定查新是对科研成果客观、公正的评定，对保证鉴定成果的质量起重要作用。

3. 专利申请查新

专利申请查新主要是为申请专利的技术发明是否符合《专利法》提供文献依据。

（三）查新的流程

我国查新的流程一般分为接受查新委托申请，受理查新课题（分析查新课题，确定查新要点，实施课题检索），撰写查新报告，交付查新报告，审核查新报告，查新报告结题归档（图 7-1）。

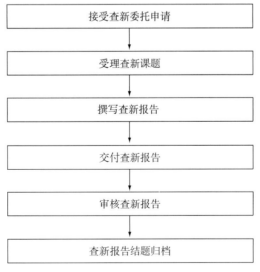

图 7-1　查新流程

（四）查新工作中常遇到的问题及对策

在查新工作中，常遇到的问题有委托人提供的查新资料不齐全、查新委托单的填写不够规范、查新委托人对相关的查新概念认识不足等，对此可以采取以下解决问题的方法。比如查新者要多关注申报的查新机构的网站、认真填写查新申请单、注意自身检索技能的培养、提高自身信息检索的能力等。

第二节　医学论文写作

医学论文写作本身是一种创造性工作，是医学科学研究工作的重要组成部分，是医学科研和实践过程最后的重要阶段。撰写医学论文是医学科研人员和临床医护人员必须具备的基本功。首先，要了解什么是医学论文。医学论文一般指医学科技领域的学术论文，是将医学科学中新的理论、技术、经验和成果等，用恰当的方式、严谨的科学态度、准确的语言加以介绍和表达的专业性论述文章。医学论文有其特定的研究和描述对象，在写作上也有其独特的规律。

一、医学论文的类型与基本要求

（一）医学论文的类型

医学论文按照不同划分标准，类型不尽相同，按论文功用、学科范围、资料来源和发表形式等可以划分为以下几类：

1. 按论文功用划分

（1）学术论文　它是反映医学科学最新成就和最前沿的科研水平的科学研究论文。学术论文可在学术会议上宣读、交流或讨论；或在学术刊物上公开发表；或以其他形式报告。学术论文的定义是：学术论文是某一学术课题在实验性、理论性或预测性上具有新的科学研究成果或创新见解和知识的科学记录，或是取得的科学新进展，或是在学术刊物上发表，或是作为其他用途的书面文件。

（2）学位论文　是学生在教师的指导下，据所学专业要求为取得各级学位而撰写的论文，表明作者从事科学研究取得创造性的结果或创新，是考核申请者能否被授予学位的重要依据、必备条件。

2. 按论文的学科范围划分

（1）基础医学研究论文　是对医学基础理论问题进行研究、分析，进而阐明生命或疾病本质规律的论文。研究手段以实验室研究和现场研究为主。

（2）临床医学研究论文和预防医学研究论文　临床医学研究论文可分为临床经验体会、病例报告、病例分析、病案讨论、临床经验总结、专题研究报告、新技术新方法七类。预防医学论文是研究人群中疾病的发生、发展、流行规律及预防措施的，预防医学论文可分为卫生保健、卫生防疫、流行病学调查报告等。

（3）康复医学论文。

3. 按论文资料来源划分

（1）观察研究性论文　通过观察方法获得资料而撰写的医学论文。观察法在临床医学研究中应用最为广泛，如新的诊疗技术、病例分析等。

（2）调查研究性论文　通过调查方法获取数据而撰写的医学论文。调查是医学研究中的常用手段，在预防医学研究中使用最多，如疾病的流行规律、人口数据的获取等。调查研究又可以分为现场调查、回顾性调查、前瞻性调查、追踪调查等。

（3）实验研究性论文　通过实验手段获得资料而撰写的医学论文。在医学研究中应用最多，如实验室中的动物实验等。

4. 按论文发表形式划分

（1）原始论文（original article，journal article）　多为基础或临床前瞻性研究和回顾性研究论文。如根据某些原理设计动物、病人或健康人进行对比观察或实验研究等资料的归纳整理而撰写的论文。论著的内容必须真实可靠，结果可重复，并具有一定的创新性。原始论文属于一次文献。

（2）综述（review）　它是作者根据某一专题研究或学术问题所掌握的历史背景、研究现状、前景展望、争论焦点、已经解决或尚未解决的问题，结合自己工作实践总结的观点或评论而撰写成的论文。其特点是反映专题或课题的国内外最新研究动态，浓缩、概括了大量一次文献而形成的报告。

（3）病例报告（case report）　它是对罕见病、少见病或个别疑难疾病的临床诊断、治疗报道，通常仅有一例或几例。简单介绍疾病的病因、诊断、治疗过程，有的附加相关文献分析。在临床文献中最常见。

（4）调查报告　针对某种疾病，如传染病、地方病、职业病或某种致病因素所进行的调查而撰写的分析、评估等。

（5）经验交流　对一定时期内积累的临床资料经回顾性分析、整理而撰写的论文，包括临床资料分析、病例报告、病案讨论等。

（6）讲座。

（二）医学论文撰写的基本要求

医学论文撰写有以下六项基本要求。

1. 科学性

科学性是医学论文的核心，是指医学论文的设计、实验数据和推理论证等必须合理、准确和严谨，符合科学规律，实验结果经得起实践检验。科学性主要体现在论文的真实性、全面性和逻辑性 3 个方面。①真实性：就是实事求是，绝对尊重客观事实；②全面性：指不可以以一种倾向掩盖另一种倾向，文章要客观而真实；③逻辑性：指用科学的论据和逻辑推理来论证和阐述问题。

2. 创新性

创新是医学论文的灵魂，是衡量论文质量的主要标准。创新性是医学论文水平高低和价值大小的关键所在，是医学期刊的编者和审者衡量论著质量的基本标准之一。创新性可以是前所未有的开创性工作，也可以是在前人工作的基础上有所新的发现或应用等。医学论文的创新性是指医学论文的内容在同类研究领域内所具有的独创性、先进性和新颖性。医学论文并不苛求"前所未有"，但一定要在某一领域的某一点上有新的发现和创新。

3. 实用性

实用性是指医学论文要有使用价值，即通过基础或临床医学的科研活动，解决医学实践中存在的实际问题。论文发表以后，要使读者看了能用、用则有效，能指导和帮助他人解决理论研究和实际工作中的问题。

4. 规范性

医学论文写作已经逐渐形成了相对固定的格式，并趋于统一化、规范化。因此，撰写者必须熟练掌握其体例形式，并按照要求进行写作。另外，统一的格式也便于国际交流。

5. 伦理性

医学论文常涉及被试动物、志愿者和病人，因此写作时需遵守医学伦理道德。例如，注意执行动物保护法，维护志愿者和病人的隐私权、肖像权，注意为病人保守秘密等，特别是涉及人工授精、人体药物试验、性医学、某些特殊的误诊误治病例报告等更需注意遵守医学伦理道德。

6. 可读性

指撰写者应具备一定的写作技巧，使医学论文具有可读性。

二、医学论文的格式与内容

医学论文是医学科研人员和临床医务人员在长期的工作实践和研究中创新性发现与经验的总结。为了使医学论文更好地发挥贮存和传递医学信息、促进医学交流的作用，医学界产生了统一的论文格式要求，形成特定的规范与格式，成为作者共同遵循的写作体例。在比较规范统一的格式下，医学科研工作者能够有效地进行医学论文的阅读、搜集、存储、检索和交流。

早期的医学论文书写格式各不相同。到20世纪80年代，欧美一些生物医学期刊的编辑人员在加拿大温哥华集会，规定了生物医学期刊的投稿格式统一要求，即《对生物医学期刊文稿的统一要求》。该投稿要求经过后来多次修订，被称为温哥华格式。我国在1987年正式颁布国家标准《科学技术报告、学位论文和学术论文的编写格式》（GB7713 –87），对生物医学期刊的投稿也有一定的格式规范和要求，并且原国家新闻出版总署也发布了《中国学术期刊（光盘版）检索与评价数据规范》（简称《规范》）。目前，大多数学术期刊已开始按《规范》编排学术论文。

医学论文的格式一般分为前置部分、主体部分和后置部分。前置部分主要包括题目、著者署名、中英文摘要和关键词等，主体部分包括前言、材料和方法、结果、讨论、结论，后置部分包括致谢、参考文献、脚注和附录等。由于论文的内容题材不同，格式亦往往不同，且不同的期刊又各具风格。因此，撰写论文时应根据论文的性质、类型以及期刊的稿约要求等具体情况而定。

（一）题目（title）

题目又叫文题、标题或篇名。它是论文内容的集中体现，主题决定标题。一般而言，题目应该体现出研究对象、处理方法和指标结果及其三者关系。

1. 题目的写作要求

（1）具体确切。

（2）准确得体。要求文字简练，高度概括。在保证准确反映"最重要特定内容"的前提下，字数越少越好。一般不宜超过 20 个汉字。

（3）醒目新颖。

2. 注意事项

（1）题目中使用的各种概念应统一，不应将在本质属性上没有共同点的不同概念并列在一起。

（2）题目避免主谓宾完整的文句、疑问句，尽量不用标点符号。

（3）缩写词、符号的使用应以公知公用为原则，避免使用不常用的缩写词、字符、代号和公式等。

（4）避免使用没有特定定语成分的"研究"、"调查"、"观察"、"报告"等词。

（5）正确使用副标题。副标题一般用破折号（外文多用冒号或不同字体）与主标题分开。

（二）作者署名（signature，author）及作者单位

论文的作者署名表明作者享有论文的著作权与出版权，对论文的科学性和创造性负有责任，并便于读者取得联系，同时也是作者考核、晋升职称等的凭据。

1. 署名的条件

作者的署名条件：作者应是论文学术内容的构思并直接参与研究的设计者；作者必须参加全部或大部分研究工作，并对各项观察、获取数据、科研成果有答辩解释能力；作者必须参加论文撰写，或是对论文主要内容、观点进行修改及讨论者；作者应对论文负有学术责任、法律责任。需要强调的是，必须全部具备上述 4 条方可视为作者。

2. 署名的原则及方法

（1）署名应按贡献大小及担负具体工作的多少依次排列，而不是按照职位高低和社会威望高低而排列名次。

（2）原则上署个人姓名要写真名，不用笔名。

（3）署名人数，一般不宜超过 6 人。

（4）个人作者应标明工作单位全称，所在城市名及邮政编码。如作者分属多个单位，应在作者署名上按排列先后顺序加上脚标，工作单位以上脚标顺序依次注明。各工作单位之间连排时以分号隔开，或参考所投期刊的要求书写。

（三）摘要（abstract）

摘要是论文的一个组成部分，是论文的主要观点和精华所在，同时又与正文有相应的独立性，起检索和报道文献的作用。

1. 摘要的类型

摘要主要有指示性摘要和报道性摘要。前者即"简介"，后者是原文内容的缩写。一般的科技论文大多使用报道性摘要，综述、资料性或评论性文章多使用指示性摘要。

2. 撰写的基本要求

目前，国内外医学论文的摘要以温哥华格式要求为主，采用结构式摘要格式，摘要一般包括课题的目的、方法、结果和结论 4 个部分。

（1）目的（objective） 简要说明研究的目的，说明提出问题的缘由，表明研究的范围及重要性。

（2）方法（methods） 简要说明研究课题的基本设计，使用了什么材料和方法，如何分组对照，研究范围及精确程度，数据是如何取得的，经过何种统计学方法处理。

（3）结果（results） 简要列出研究的主要结果和数据，有何新发现，说明其价值及局限。叙述要具体、准确，并需给出统计学显著性检验的确切值。

（4）结论（conclusion）。

3. 撰写的注意事项

摘要应在论著完成后再写，一般采用第三人称，不做任何评价；摘要中不用图、表、化学结构式、非公知公用的符号和术语，不引用参考文献；摘要字数的多少以论文内容为准，通常要求不超过 400 个字，英文摘要为 250 个实词左右。

（四）关键词（key words）

关键词是反映文章最主要内容的术语。它是从论文题目、摘要或正文中选择的能表达出论文主题特色的专业名词术语。

1. 关键词的要求

关键词必须能够正确反映论著的主要内容。标引关键词应首选主题词。主题词是专门为文献的标引或检索而从自然语言主要词汇中挑选出来并加以规范化的单词或术语（词或词组）。我们一般借助《医学主题词表》拟定关键词。

2. 关键词选定的注意事项

主题词（如诊断、治疗、副作用等）一般不作为关键词使用；某些没有特定定语成分的"研究"、"调查"、"观察"、"报告"等不能作为关键词使用；未被公认的缩略词不能作为关键词使用；化学分子式不能作为关键词使用；此外，复杂的有机化合物，取其基本结构名称作为关键词使用，关键词的数量一般为 3~8 个，关键词要用全称。

（五）前言（introduction）

前言又称为导言、引言、序言、绪论，是论文正文最前面的一段短文（是论文的引子），即对本篇文章主要内容的简要说明。

1. 前言的内容

包括国内外该研究的历史背景，本研究的动机、目的、范围、方法、预期结果和意义。

2. 前言的写作要求

前言要言简意赅，开门见山。前言一般不冠以标题，篇幅少于 300 字；回顾历史切忌引文过繁过多；前言只起引导作用，尽量减少与正文重复，不涉及本研究的数据和方法。

（六）材料与方法（materials and methods）

材料与方法是医学科学研究的基本条件和手段。它是用来说明研究工作中所使用的材料、方法、观察的对象及其研究过程，是判断论著科学性和创新性的主要依据，即医学研究中的实验对象与处理因素是其主要内容，具体包括下列几个方面：

1. 使用材料

仪器设备（包括主要器材与仪器的研制和生产单位、名称、型号、出厂时间、使用及操作方法、主要参数、仪器类型与精密度等）、主要药品与试剂（包括药品、试剂的名称、成分、纯度和浓度、剂量、制造单位、出厂时间、批号等）。

2. 研究对象

实验动物（包括动物名称、种系、数量、分级、性别、体重、来源、年龄和身长、营养及健康状况、选择标准、分组和实验方法、记录与观察指标、测定结果等）、临床资料（包括病例来源及选择标准）和实验资料（包括各种实验设计、实验方法和步骤、操作要点、记录方式，实验组和对照组的选择、资料的收集与整理）等。

3. 使用方法

写作时应注意可重复性、保密性和科学性，临床研究还应注意随诊的重要性。阐明采用的统计学处理方法，包括统计学评价的强度。实验研究方面的论文，可用"材料与方法"这个标题。

（七）结果（results）

结果是论文的主体部分，由此导出论文的推理判断，从而决定着论文的价值和水平。

1. 结果的基本要求

一是准确无误；二是实事求是，不能主观随意，对符合实验设计的实验结果要详细叙述，对预料之外、不成功的、与实验假设相反的结果不能随意摒弃，应如实报道，以体现结果的客观性；三是鲜明有序。

2. 结果的写作方法

一是突出重点：着重介绍与研究目的密切相关的结果；二是数据可靠：数据必须经统计学处理；三是图表书写统一规范：一个表、一个图说明一个问题。文字、图、表要尽量减少重复，已用表或图说明的内容，无需再用文字详述。

（八）讨论（discussion）

讨论是论文的精华，是作者对实验结果的思考、理论分析和科学推论，是作者学术思想展开的部分。讨论的任务是揭示事物间的内部联系与发展规律，以及研究结果在理论与实践中的意义。

1. 讨论的主要内容

针对研究目的，阐明研究结果及其结论的理论意义、指导作用和实践意义；与国内外有关课题的研究结果及其理论解释进行比较，分析异同及其可能原因，提出作者自己的观点和见解，突出本研究的创新与先进之处；展示有待研究的问题，指出今后的研究方向与建议。

2. 讨论的要求

（1）突出重点　应突出研究主题，着重论述新发现、新论点、新启示。

（2）避免重复　讨论是对结果的解释和说明，因此可进一步简要说明结果，但不可重复叙述结果。

（3）实事求是　避免在论证不充分时下结论；对不能肯定的观点、或因观察例数较少等原因对某些现象不能下最后结论的，措辞要客观含蓄，如用"有待进一步研究证实"、"尚需进一步观察"等；避免工作尚未完成就提出或暗示首创权，对"首创"、"首次发现"等提法要谨慎；正确评价他人的贡献和自己的成绩。

（九）结论（conclusion）

结论又称小结（summary），是论文全文的概括和总结，是全文的结尾。

1. 结论的主要内容

包括着重描述本研究的结果、结论性意见、主要数据和展望未来等。一般 100～200 字即可。

2. 结论的写作要求

必须明确回答前言中提出的问题，内容与研究目的相一致；要客观、准确、简明地说明，不能与讨论部分重复。

（十）参考文献（references）

参考文献位于正文结束后，它是论著的一个重要组成部分。参考文献主要用来说明论文中所涉及的方法或论点出处；说明作者使用参考文献的深度和论文本身的起点。同时也是对原著作者的尊重，并提供查找有关文献的线索。

参考文献按照其在正文中出现的先后顺序，以阿拉伯数字在引用作者或引用语的右上角加方括号标注。参考文献题录附在文末，其排列顺序应与正文中引用的次序相一致。

1. 参考文献的著录要求

（1）著录文献必须是作者亲自阅读过的原始文献。

（2）著录最必要的文献：即与论文有密切关系的文献。引用文献数量要适当，通常一般情况是不得少于 3 条，以 10 条左右为宜，综述以 30 条左右为宜。

（3）著录最新的文献：说明研究水平是建立在最新成就的基点上。

（4）著录必须采用标准化、规范化的格式。

2. 参考文献著录项目与格式

医学论文的参考文献项目与格式，目前国际上通常采用温哥华格式来著录；我国先后制定了国家标准 GB 7714 - 87《文后参考文献著录规则》和《中国学术期刊（光盘版）检索与评价数据规范》。目前国内医学论著后参考文献的著录格式多使用后者。其主要包括 3 部分内容：一是主要责任者，指对文献的知识内容负主要责任的个人或团体。二是文献题名［文献标识码］。三是出版事项（原文出处）。各种文献标识码为：专著（M）、论文集（C）、期刊（J）、学位论文（D）、报告（R）、标准（S）、专利（P）。电子文献类型的标识用双字母，即数据库（DB）、计算机程序（CP）、电子公告板（BB）。

常见医学论文参考文献的项目和格式有以下几种：

（1）期刊　　［序号］著者. 题名［J］. 刊名，出版年，卷（期）：起止页码.

例：［1］周红梅，赵海燕. 乳腺癌组织 Elf - 1 和 MMP - 2 的表达及意义［J］. 山东医药杂志，2007，47（36）：87 - 88.

（2）专著（主要指书）　　［序号］著者. 书名［M］. 版次（第 1 版可省略）. 出版地：出版者，出版年.

例：［2］郭继军. 医学文献检索［M］. 第 3 版. 北京：人民卫生出版社，2011.

3. 参考文献的著录注意事项

一是著录文字。原则上要求用文献本身的文字著录；著录数字时，须保持文献上原有的形式。但表示版次、卷号、期号、册次、页数、出版年等数字用阿拉伯数字表示。二是著者。中文姓名需写全称，著录时一律姓在前，名在后。英文名可以缩写为首字母，在缩写名后不加"."。著者不超过 3 人时，全部著录，著者姓名间用逗号隔开；超过 3 人，只著录前 3 名，其后加"等"。三是题名：题名要全写出。英文题名除专有名词和首词的第一字母大写外，余均小写。④期刊刊名：中文刊名应写全称；英文刊名一个词的不缩写，两个词以上的刊名可缩写，按照有关标准执行。

医学论文中，除了上述 10 项主要内容外，国内有些期刊或毕业论文有时还包括下列项目：

1. 作者个人简介

包括姓名、出生年月、性别、民族、籍贯、学位、简历及研究方向等。

2. 基金项目名称

通常用脚注方式列于同页脚下，并加不占行的半横线。按照国家有关部门规定的正式名称填写，并在圆括号内注明其项目编号。省、部级以上的基金资助项目一般都需注明，各项基金项目应依次列出，其间以分号隔开。

3. 致谢

致谢是对某些不具备作者条件署名要求，但对本研究工作或论文撰写有较大帮助和支持的单位和个人表示谢意的一种方式，是对他人的贡献及其责任的肯定。致谢的对象应该是在研究工作中提出过指导性意见及协助或提供帮助者；为研究工作提供实验材料、仪器及其他便利条件的组织或个人；为论著数据进行统计学处理及给予转载和引用权的资料、图片、文献、研究思想和设想的所有者；对论著写作提出建议或给予修改者；国家科学基金、资助研究工作的奖学金基金、合同单位、资助或支持的企业、组织或个人。致谢部分不必冠以标题，多在正文结束后、参考文献之前用小字号或圆括号来显示。致谢必须征得被致谢者的同意，谢辞力求文字简练、诚恳。

三、医学论文的撰写

医学论文的撰写是在课题研究之后或者临床实践后对所获得的资料及数据加以整理并参考大量文献的基础上进行的。撰写论文需充分占有写作素材，根据资料的性质和特点确定哪些用文字表达，哪些用图或表表达。此外，还应熟悉所投杂志的稿约、编排规则等。医学论文的撰写过程一般包括确定题目、拟订提纲、初稿写作、修改和誊写等几个步骤。

（一）确定论文题目

首先是围绕课题搜集有关资料，然后再对实验结果进行整理和提炼，把主要论点作为题目。也可以先拟定一个暂用题目。

（二）拟定写作提纲

拟定提纲的过程是对研究工作进行全面总结和发表成果的构思过程。提纲是论文的骨架，可按论文撰写的格式将正文分成若干段落，并列出标题，形成一个尽可能详细的提纲。拟定提纲通常有标题提纲和句子提纲两种。前者是以标题的形式把文章各部分概括起来，其优点是简洁、扼要。后者是以表达完整的句子形式把各部分内容概括起来，其优点是明确、具体。具体写作时可将二者结合起来使用。

（三）完成初稿写作

按着提纲的顺序，利用尽可能多的材料，将论文所要撰写的内容充分表达出来，并把各个部分调整得当。初稿最好能集中一定的时间和精力一气呵成，对文字修辞则不必过多讲究。

（四）进行初稿修改

对初稿的修改可以从内容和形式两方面考虑。内容是重点，它决定论文的水平，形式直接影响内容的表达效果。修改时应注意论文的观点是否正确、论据是否合理、数据统计是否准确、论证是否合乎逻辑、图表设计是否合理、引文著录是否规范等。同时，对不适当的内容还要删减和更换。只有对初稿经过多次认真地修改，才能使文章不断完善。此外，还要请有关导师、专家审阅修改稿，以提高论文质量。

（五）定稿誊清工作

稿件经过反复修改润色后，即可定稿誊清。誊清时要按所投期刊的要求。

四、医学论文的投稿

按照公认惯例，科学成果的首创权，必须以学术论文的形式刊载在学术期刊或书籍上才能得到承认。撰写医学论文的目的之一是用来发表，因此投稿时应该做好以下工作：

（一）重点是如何选择期刊

医学论文投稿时，应根据自己论文的性质、内容、水平，以及期刊的专业性质来选择期刊。医学期刊的种类繁多，出版类型亦多种多样，主要有学报类、通报类、技术类期刊等。学报类期刊主要刊载基础医学、临床医学、预防医学等方面的研究论文，其学术性强、理论水平高，反映医学科学研究的最高水平；通报类期刊主要报道医学各学科的研究进展与方向；技术类期刊主要报道医学各学科研究的新技术、新方法、新产品等。医学期刊名常有杂志、学报、通报、评论、进展等字样。向国内医学期刊投稿，可查阅《中外核心期刊要目总览》、《中国医学期刊投稿指南》等书。同时，还要了解期刊的学术水平。评定学术性期刊质量的常用方法有检索工具法、专家评定法等，目前国际上通常使用引文分析法。它是以期刊的影响因子（Impact Factor，IF）的大小来确定期刊的学术水平。此外，还可向本专业的学者和专家请教，他们对本专业医学期刊的内容、性质、学术水平、征稿等情况比较熟悉。

（二）浏览期刊栏目

通常根据期刊的名称就可大致确定该刊的专业范围，但更重要的是要查询该期刊的栏目设置是否与所投稿的内容相符，并仔细阅读该刊的投稿须知，之后对稿件进行相应的修改，以提高论文的刊用率。

（三）投稿方式

目前国内外越来越多的医学期刊是以电子邮件（E-mail）的方式接收稿件，不少期刊还有自己专门的投稿和审稿系统，投稿者只要进入该系统，投稿、审稿、是否录用等稿件进程均可在线查询。比如"中华医学系列杂志"等，投稿人先要注册、登录中华医学期刊网后才能完成投稿。

附

论文实例一

转录因子 Elf - 1 在上皮性卵巢癌中的表达及其意义[1]

伞宁，刘慧迪，闫彦，韩蕊娜，曹雪峰，温海霞，李晓梅，刘国艺

【摘要】目的：探讨转录因子 Elf-1 在上皮性卵巢癌中的表达及其临床意义，并探讨 Elf-1 与卵巢癌细胞增殖的相关性。方法：收集 31 例上皮性卵巢肿瘤组织及 3 例正常卵巢组织标本，采用免疫组化 S-P 法测定 Elf-1 在上皮性卵巢癌中的表达并对其表达情况进行分析。结果：在 23 例上皮性卵巢癌组织中 Elf-1 阳性表达 15 例（65.22%）。Elf-1 的表达与组织学类型有关（$\chi^2 = 6.54$，$P < 0.05$），与患者的年龄、FIGO 临床分期无显著差异（$\chi^2 = 0.25$，$P > 0.05$；$\chi^2 = 0.08$，$P > 0.05$）。Elf-1 在上皮性卵巢癌中的表达与 c-Fos 在上皮性卵巢癌中的表达呈正相关（Kappar = 0.39，$P > 0.05$）。结论：Elf-1 在上皮性卵巢癌组织中呈高水平表达，且与 c-fos 的表达呈正相关，提示 Elf-1 可能通过影响上皮性卵巢癌细胞的增殖而参与其发生和发展。

【关键词】Elf-1；c-Fos；表达；上皮性卵巢癌

The Expression of Transcription Factor Elf - 1 in Epithelial Ovarian Cancer

SAN Ning[3], LIU Huidi[1], YAN Yan[1], HAN Ruina[1], CAO Xuefeng[1], WEN Haixia1[1], LI Xiaomei[2], LIU Guoyi[1]

1. Department of Physiology, Harbin Medical University, Harbin 150081, China;

2. The Third Affiliated Hospital of Harbin Medical University department of pathology, Harbin 150040, China;

3. The Harbin Health School, Harbin 150010, China

【Abstract】**Objective**：To detect the expression of transcription factor Elf-1 in epithelial ovarian cancer（EOC）and to investigate its relationship to proliferation. **Methods**：Ovarian

① 基金项目：黑龙江省青年科学基金（QC07C63）和中国博士后基金（2005038209）。

作者单位：150081，哈尔滨医科大学生理学教研室（刘慧迪、闫彦、韩蕊娜、曹雪峰、温海霞、刘国艺）；150040，哈尔滨医科大学第三附属医院病理科（李晓梅）；150010，哈尔滨市卫生学校（伞宁）

通讯作者：刘国艺（E-mail：liuguoyi@126.com）

tissues from 31 cases of ovarian tumors and 3 cases of normal tissues were collected. The expression of Elf – 1 and c – Fos were determined by immunohistochemistry. **Results**：Strong positive expression of Elf – 1 was found in 15 out of 23 cases of EOC（65. 22%）. Elf – 1 expression was associated with histological type（$\chi^2 = 6. 54$, $P < 0. 05$）, but not associated with age and FIGO stage（$\chi^2 = 0. 25$, $P > 0. 05$；$\chi^2 = 0. 08$, $P > 0. 05$）. Elf – 1 expression was positively correlated with the expression of c – Fos（Kappar = 0. 39, $P > 0. 05$）. **Conclusion**：Elf – 1 is highly expressed in EOC, and positively correlated with c – fos expression, suggesting that Elf – 1 might be involved in the development and progression of EOC through its impact on proliferation.

［key words］ Elf – 1；c – Fos；expression；epithelial ovarian cancer

卵巢癌是妇科常见的恶性肿瘤。我国卵巢癌的发病率约占女性生殖器官恶性肿瘤的 23%，且近年来有上升趋势，死亡率居妇科肿瘤首位。上皮性卵巢癌占卵巢恶性肿瘤的 85% ~ 90%，来源于卵巢表面的生发上皮[1]。Elf – 1（E74 – like factor 1）是 Ets 转录因子家族中的一员，最早在一个人类 T 细胞实验室被克隆[2]。Elf – 1 是否参与上皮性卵巢癌发生发展目前尚不完全清楚。本研究采用免疫组织化学方法检测 Elf – 1 在上皮性卵巢癌组织中的表达，分析其与上皮性卵巢癌临床病理学特性的关系，并与 c – Fos 在上皮性卵巢癌中的表达进行比较，探讨 Elf – 1 在上皮性卵巢癌的发生发展中的作用。

1 材料与方法

1.1 标本及其来源

收集哈尔滨医科大学第三附属医院病理科卵巢上皮性肿瘤组织标本 31 例，包括上皮性卵巢癌 23 例（浆液性囊腺癌 15 例、黏液性囊腺癌 3 例和内膜样腺癌 5 例）、交界性卵巢肿瘤 4 例和良性卵巢肿瘤 4 例；其中对照组为 3 例正常卵巢组织。患者年龄在 21 ~ 72 岁，平均年龄为 52 岁；依照 FIGO（2003 年）标准确定临床分期：I ~ II 期 12 例、III ~ IV 期 19 例。病人术前均未接受放化疗，卵巢癌组织切片由临床病理医生做出诊断。

1.2 主要抗体与试剂

兔抗人 Elf – 1 多克隆抗体 sc – 631（1∶50）和兔抗人 c – Fos 多克隆抗体 sc – 52（1∶50）均购自美国 Santa Cruz 公司；SP – 9000 试剂盒通用型和 ZL – 9032 DAB 显色试剂盒均购自北京中杉金桥生物技术有限公司。

1.3 免疫组化

本研究采用 S – P 法（过氧化酶标记的链霉卵白素抗生物素法），步骤如下：石蜡切片 60℃烘烤 30min；脱蜡至水；以微波柠檬酸盐缓冲液进行抗原修复 2 次，每次 2min，保温 10min，然后室温冷却 40 ~ 60min；3% 过氧化氢室温孵育 10min；滴加封闭试剂 A 液，室温孵育 10 ~ 15min，倾去；直接滴加一抗工作液，37℃孵育 2h，以 PBS 代替一抗作为阴性对照；滴加二抗试剂 B 液；滴加 SP 工作 C 液；DAB 显色；苏木素复染；常规脱水，透明，封片，显微镜镜下观察，应用 Image – Pro Plus 6. 0 软件拍照。

1.4 结果判定

光镜下，Elf‐1 和 c‐Fos 阳性结果判定：细胞核、胞浆及细胞间质出现棕黄色或褐色颗粒，以细胞核为主且更明显。选择具有代表性的 10 个高倍视野（×200）进行观察计数，每个视野计数 50 个细胞，染色结果阴性着色为（－），阳性细胞按数量及染色强度分为 3 级：（＋）为弱阳性，阳性细胞数 <10%；（＋＋＋）为强阳性，阳性细胞数 >50%；介于二者之间（＋＋）为中度阳性，其中（＋＋）和（＋＋＋）定义为高表达，以高表达的例数来计算阳性率。

1.5 统计学处理

Elf‐1 和 c‐Fos 在不同卵巢组织中的表达、Elf‐1 和 c‐Fos 与临床病理参数的关系及 Elf‐1 和 c‐Fos 二者之间表达的相关性分别采用 Fisher 检验和 McNemar 分析。统计软件 SAS 9.1.3。

2 实验结果

2.1 Elf‐1 和 c‐Fos 在上皮性卵巢癌组织中的表达

本研究收集 31 例上皮性卵巢肿瘤组织。实验结果表明 Elf‐1 在卵巢癌细胞核中有大量表达，胞浆和间质中亦有表达。在 23 例上皮性卵巢癌中，Elf‐1 在 15 例中呈高表达（见图 1A），阳性表达率为 65.22%；c‐Fos 在 19 例中呈高表达（见图 1B），阳性表达率为 82.61%。

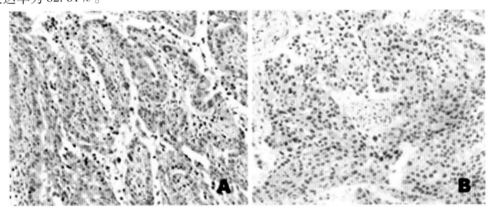

图 1 Elf‐1 和 c‐Fos 在卵巢浆液性囊腺癌中的表达（A. Elf‐1；B. c‐fos）（×200）

2.2 Elf‐1 和 c‐Fos 的表达与上皮性卵巢癌临床病理参数的关系

Elf‐1 在上皮性卵巢癌中的表达与组织学类型有关（$\chi^2 = 6.54$，$P < 0.05$），与患者的年龄、FIGO 临床分期无显著差异（$P > 0.05$）。统计描述参照表 1 中的结果。

c‐Fos 在上皮性卵巢癌中的表达与组织学类型有关，与患者的年龄、FIGO 临床分期无显著差异（$P > 0.05$），见表 1。

表 1　Elf-1 和 c-Fos 的表达与上皮性卵巢癌临床病理参数的关系 [n（%）]

病理参数	例数	Elf-1 高表达	χ^2	P	c-Fos 高表达	χ^2	P
组织学类型							
恶性	23	15	6.54	0.038	19	0.18	0.743
浆液性囊腺癌	15	11			13		
黏液性囊腺癌	3	3			2		
内膜样腺癌	5	1			4		
交界性	4	3			4		
良性	4	2			2		
FIGO 分期			0.25	0.705		0.12	0.174
I ~ II	12	7			8		
III ~ IV	19	13			17	0.19	0.746
年龄（岁）			0.08	0.913			
≤40	4	3			4		
41 ~ 59	19	12			16		
≥60	8	5			5		

2.3　Elf-1 和 c-Fos 的相关性

在上皮性卵巢癌组织中，Elf-1 与 c-Fos 的表达情况具有相关性，有统计学意义，$P=0.41$，Kappar 系数为 0.39；这两个指标在上皮性卵巢肿瘤的表达情况一致，有统计学意义，$P=0.32$，Kappar 系数为 0.33（见表 2）。

表 2　Elf-1 和 c-Fos 在上皮性卵巢癌中表达的相关性检验

组织学类型	统计量 c-Fos	低表达	高表达	Elf-1 P	Kappar
恶性	低表达	4	2	0.41	0.39
	高表达	4	13		
合计	低表达	5	3	0.32	0.33
	高表达	6	17		

3　讨论

上皮性卵巢癌占卵巢恶性肿瘤的 85% ~ 90%，多见于中老年妇女[1]。细胞增殖失控是导致癌变的重要原因之一，恶性肿瘤的发生发展与细胞增殖失控密切相关。因此，从分子生物学的角度探讨相关基因在卵巢癌发生发展中的作用是目前肿瘤生物学研究的热点。

Elf-1 是 Ets 转录因子家族的一员，人类 Ets 家族基因是一个在进化上高度保守的转录因子家族[3]。Ets 家族可分为 9 个亚家族，Elf-1 就是其中的一个亚家族[4]。Elf-1 与细胞发育过程、细胞分裂、肿瘤发生、癌基因激活有关[5]。Elf-1 可与多种基因的启动子结合[6]，在子宫内膜癌、乳腺癌、非小细胞肺癌、前列腺癌和胃癌等恶性肿瘤中高表达。本实验采用免疫组化的方法观察到，Elf－1 在正常卵巢组织中低表达或检测不到，在交界性卵巢肿瘤和良性卵巢肿瘤中高表达，而在上皮性卵巢癌细胞核中高表达（65.22%），本研究经统计学处理 Elf－1 在上皮性卵巢癌中的表达可能与组织学类型有关（P＜0.05），而与上皮性卵巢癌患者的年龄和 FIGO 临床分期无关。

c－Fos 属于转录因子类的原癌基因是多基因家族的成员之一[7]。它与 JUN 家族蛋白形成二聚体，构成 AP－1 转录因子复合体。人类 c－Fos 基因定位于人染色体 14q21－23，由四个外显子和三个内含子组成[8]。c－Fos 是一种在细胞增殖和癌变时起激活作用的核内基因，具有调节肿瘤细胞增殖和分化的能力[7]。大量的文献已经证实了 c－Fos 与恶性肿瘤的关系。Urabe 等发现 c－Fos 表达在鳞癌和浸润型基底细胞癌中是明显上调的，因此认为 c－Fos 的表达与恶性肿瘤细胞的侵袭程度有关[9]；另有报道称，50% 的大肠癌有 c－fos 蛋白的表达，并且与其分化程度有较密切的关系[10]。由于细胞增殖是卵巢癌发生发展中的一个重要因素[11]，因此本研究选择原癌基因 c－Fos 做为细胞增殖的参照指标。本研究表明，Elf－1 与 c－Fos 的表达呈正相关，提示 Elf－1 促进卵巢癌的细胞增殖。

综上所述，Elf－1 在上皮性卵巢癌中表达的研究，对卵巢癌的发生发展评估具有重要参考价值。

参考文献

［1］乐杰. 妇产科学. 第 7 版［M］. 北京：人民卫生出版社，2008.

［2］Thompson CC，Brown TA，McKnight SL. Convergence of Ets and notch－related structural motifs in a heteromeric DNA binding complex［J］. Science，1991，253（5021）：762－768.

［3］周红梅，赵海燕. 乳腺癌组织 Elf－1 和 MMP－2 的表达及意义［J］. 山东医药杂志，2007，47（36）：87－88.

［4］周红梅，李卫花，翟玉珍. Elf－1 在肿瘤浸润转移中的转录调控研究进展［J］. 医学综述，2007，13（13）：996－997.

［5］段颜. 子宫内膜癌组织中 Elf－1、C－erbB－2 表达及意义［J］. 山东医药杂志，2006，46（29）：30－32.

［6］TakaiN，M iyazaki T，N ishidaM，et al. The significance of Elf－1 expression in epithelial ovarian carcinoma［J］. Int J Mol M ed，2003，12（3）：349－354.

［7］屈强，史忠，杨天德. c－fos 原癌基因的表达与全身麻醉［J］. 医学综述，2004，10（12）：743－745.

［8］Janknecht R. Regulation of the c－fos promoter［J］. Immunobiology，1995，193：137.

［9］Urabe A，Nakayama J，Taniguchi S，et al. Expression of the fosoncogene in basal cell carcinoma. J Dermatol Sci，1994，8：50－53.

［10］文继舫，杨竹林，严亚晖. 大肠腺瘤和大肠癌组织 c－fos 和 TGF－α 的表达及意义［J］. 中国普通外科杂志，1996，5（4）：193－195.

［11］韩素慧. 细胞增殖和凋亡在卵巢癌发病中的作用［J］. 中国妇幼保健，2004，19（2）：52－53.

附

论文实例二

从《人体结构学》谈中职教材建设

（哈尔滨市卫生学校　黑龙江　哈尔滨 150010）
伞宁

【摘要】 本文通过对中等职业学校护理专业教材——《正常人体学基础》、《人体结构学》和《解剖学及组织胚胎学》近 5 年使用情况的分析，就中等医药卫生职业教育的教材建设提出了几点建议。

【关键词】 人体结构学；解剖学和生理学；教材建设；教材说明；教材分析

笔者为哈尔滨市卫生学校解剖生理教研组的教师，从 2004 年至今经历了中等职业学校护理专业"解剖学和生理学"教材的变迁，并且还参与了其中一些教材的编写工作，因此对这方面的教材建设有了以下一些感悟。

1 教材使用情况

我校 04 级护理专业学生使用的教材是《正常人体学基础》，当时我校的解剖、生理还是两个教研组，所以针对这本教材的授课采取的是双人制（第一学期解剖老师讲授，第二学期生理老师讲授）。

之后，05 级、06 级护理专业学生使用的教材仍然是《正常人体学基础》，但两个教研组则合二为一，授课实行一位教师按照教科书的顺序全年讲授的形式。虽然教师辛苦些（要出外学习或听课，等于讲授两门课程），但是给学生呈现的是一个完整的教学体系，改变了我校多年来在这门课程授课上的零乱局面。

07 级护理专业学生使用的是《人体结构学》，它又一次将解剖学、生理学教材分开，再一次分开授课，但此时我们的教师已经具备了讲授两门医学基础课的能力，这就为今后卫生职业教育培养全方位的专业教师打下了坚实的基础（笔者先后讲授的课程有临床护理、内科护理、外科护理、诊断学、生理学、正常人体学、解剖生理学、妇产科护理学和人体结构学，共 9 门，大大提高了笔者的专业知识和授课能力，并且也使学校的教师资源得到整合）。

08 级护理专业学生使用的教材是《解剖学及组织胚胎学》。该教材大体沿用了《人体结构学》的思路，并且做了许多大胆的创新和尝试。

2 教材分析

2.1 《正常人体学基础》

该教材由人民卫生出版社于 2001 年 9 月出版，是全国中等卫生职业教育教材。哈尔滨市卫生学校使用此教材已经多年。这本教材出版之时是优点大于缺点。它包括解剖学、组织学、生理学、生物化学、胚胎学等几个学科的内容（笔者曾专门撰写论文，刊登在 2006 年 3 月的《卫生职业教育》杂志上）。这几个学科是从不同角度及不同水平研究正常人体的结构和功能的，研究领域不断扩大，且相互渗透，联系越来越密切。它从绪论、总论及 9 大系统分别阐述，每个系统详尽讲述其结构、功能且与临床相联系。

随着时代的发展，这本教材的弱点逐渐显现。其一，解剖学、生理学知识相互混杂，对新生而言，学习的难度太大。其二，我校开设"正常人体学基础"是在第 1 学期。学生大多为初中毕业，医学知识几乎为零。若是像以往一样先开设解剖学让他们掌握大体、直观的人体结构尚易接受；但将结构和功能的知识加在一起学习，这无形中增加了学生接受知识的难度，而且生理学是研究正常人体生命规律的科学，它本身是一门实验科学，理论性又很强，这便又增加了难度。

其三，教材中有些知识没有交代或交代不清，虽然目的是为了减轻学生的负担，但教学中往往需要补充相关知识。如血液这一节没有明确交代血浆的概念，而大纲却要详细掌握血浆的相关知识。

2.2 《人体结构学》

该教材由人民卫生出版社于 2007 年 9 月出版，是黑龙江省教育科研"十一五"规划重点课题、卫生职业教育医学基础课程应用性系列教材。该教材包括绪论、主要教学内容和一个附表（人体结构学教学大纲）。以第九章脉管系统为例说明其教学脉络：

（1）开始部分为内容提要，导出教学大纲中要求掌握、熟悉、了解的内容，使学生能够对本章内容一目了然。

（2）本章共分两节，每节都能做到内容简洁，清晰明了。

（3）在本章节适当位置设置了一些护理应用连接，如心内注射、动脉穿刺、颈总动脉穿刺、股动脉穿刺、静脉穿刺，以激发学生的学习兴趣，拓展视野，但略显多了些。

（4）本章最后附有思考题。

2.3 《解剖学及组织胚胎学》

该教材由中国科学技术出版社于 2008 年 8 月出版，是全国中等卫生职业教育"十一五"教改规划教材。本教材包括绪论、主要教学内容、实验指导和两个附表（学识分配、网络学习指引）。该教材以适应当前学生素质水平、构建一个更加简明的知识结构为目标，不苛求知识体系完整，但求知识够用。其创建了一种利于学生学习的新模式——"七大模块模式"：即①突出核心知识核心技能；②实现贴近，即贴近当前社会需要，贴近职业岗位需求，贴近当前职业院校学生现状，贴近执业资格考试要求；③策划知识扩展；④添加小结，与引言中的核心知识、核心技能形成呼应；⑤精选练习题；⑥提示"指引"；⑦注明参考文献，并且在每页留有页白供学生做笔记。

具体地说，该教材在编写形式上作了大胆尝试，以第八章脉管系统为例说明其教学脉络：

（1）开始部分为导言，导出教学大纲中要求掌握、熟悉、了解的内容，使学生能够对本章内容一目了然。

（2）本章共分三节，每节前面以设问的方式将重点内容作为核心知识引出，以引起师生的高度关注，并且每节的问题尽量控制在3个。

（3）图片力求精美。将很多图片改成简单易懂，以适应当前学生素质水平，文字生动，尽量以图表代替行文。笔者和同事在本章自己动手编制了表8-2体循环和肺循环途径示意图、表8-3体循环动脉的主要分支表、表8-4体循环静脉回流表、表8-5全身静脉流注表。

（4）在适当位置设置了一些知识拓展，如心包积液、外伤常用止血部位、静脉穿刺和淋巴结肿大，以激发学生的学习兴趣，拓展视野。

（5）章后附有小结、练习题和习题答案，以利于学生对重点知识的回顾、消化和复习。

（6）本章包括两个实验，即实验十脉管系统大体结构和实验十一脉管系统微细结构。实验部分以设问的方式将重点内容作为核心技能提出；对实验材料和实验方法做了具体安排；对实验内容与步骤进行详细描述；并对实验进行小结。可以说，每个实验都具有很强的可操作性。

总之，随着国家对卫生职业教育投入力度的加大，我们这些战斗在教学第一线的教师更应该为教材改革作出贡献，以适应新时期学生的要求和市场的需求。

3 关于教材建设的几点建议

3.1 沿袭现有的思路

要紧扣教学计划和教学大纲进行编写，体现培养目标——以就业为导向、以能力为本位、以发展技能为核心的职教理念，理论知识强调够用、必需就可，以适应当前学生需要。以此为思路对《人体结构学》进行修订。

3.2 加强教材中的优势，突出特点

哈尔滨市卫生学校在教材编写上创建了一种利于学生学习的新模式，即"七大模块"：①突出核心知识核心技能；②实现贴近；③策划知识扩展；④添加小结；⑤精选练习题；⑥提示"指引"；⑦注明参考文献，并且在每页留有页白供学生做笔记。这是我们教材的优势和特点，尚需要进一步突出。

3.3 修改现有教材中的几点不足

比如个别习题与教材不是很贴切，有的名词甚至教材中没有出现，但是在习题中却出现了；个别章节尚显冗长，不能做到贴近学生实际。

参考文献

［1］刘英林. 正常人体学基础［M］. 北京：人民卫生出版社，2001.

［2］孙威，姜哲，邵忠富. 人体结构学［M］. 北京：人民卫生出版社，2007.

［3］曾冰冰，宋效丹. 解剖学及组织胚胎学［M］. 北京：中国科学技术出版社，2008.

复 习 题

一、名词解释

1. 查新

2. 综述

3. 参考文献

二、问答题

1. 简述医学论文撰写的基本要求。

2. 简述引用参考文献的基本要求。

3. 简述医学论文的基本格式。

4. 简述医学论文的撰写步骤。

主要参考书目

［1］林丹红．中西医学文献检索．北京：中国中医药出版社，2012.

［2］郭继军．医学文献检索．第 3 版．北京：人民卫生出版社，2011.

［3］谢志耘．医学文献信息检索．第 2 版．北京：北京大学医学出版社，2006.

［4］于靖涛．医学文献检索学．长春：吉林人民出版社，2001.

［5］李广生．医学研究与论文写作．长春：吉林大学出版社，2005.

［6］刘传和，杜永莉．医学信息检索与利用．北京：军事医学科学出版社，2008.

［7］董建成．医学信息检索教程．第 2 版．南京：东南大学出版社，2009.

［8］罗爱静．医学文献信息检索．北京：人民卫生出版社，2010.

［9］闫国伟，蔡喜年．信息检索与利用．北京：科学出版社，2011.

［10］伞宁，刘慧迪，闫彦，等．转录因子 ELF - 1 在上皮性卵巢癌中的表达及其与细胞增殖的相关性研究．国际遗传学杂志，2010.